药物临床试验机构管理实践

总主编 蒋 萌

副总主编 王慧萍 刘 芳 张 坤

上册
临床试验机构管理制度与 SOP

主 编 王慧萍

副主编 翟紫红 谢 波 刘必成 贺 晴

科学出版社

北 京

内 容 简 介

本书名为《药物临床试验机构管理实践》，分为上、下两册；上册为临床试验机构管理制度与 SOP；下册为临床试验设计规范与机构建设。上册共三章，内容包括药物临床试验管理制度/岗位职责、药物临床试验应急预案、药物临床试验标准操作规程；下册共五章，内容包括药物临床试验文件设计、药物临床试验机构质量管理、伦理审查认证及评估、药物临床试验实验室认可、药物临床试验机构信息化管理。本书所推荐的模板仅为药物临床试验机构制订管理制度和岗位职责、标准操作规程、设计规范等文件提供参考，针对机构质量管理、认证评估、信息化管理等管理需求，本书介绍了一些实用的内容。

本书可供药物临床试验机构管理人员、临床研究人员、临床医生、伦理委员会成员、制药企业、合同研究组织等相关人员参考使用，也可供医学院、药学院研究生、科研人员查阅。

图书在版编目（CIP）数据

药物临床试验机构管理实践·上册，临床试验机构管理制度与 SOP / 蒋萌主编；王慧萍分册主编. —北京：科学出版社，2018.2
ISBN 978-7-03-056474-0

Ⅰ. ①药…　Ⅱ. ①蒋…　②王…　Ⅲ. ①临床药学–药效试验–医药卫生组织机构–管理–研究　Ⅳ. ①R969.4

中国版本图书馆 CIP 数据核字（2018）第 019995 号

责任编辑：戚东桂 / 责任校对：何艳萍
责任印制：赵　博 / 封面设计：陈　敬

斜 学 出 版 社 出版
北京东黄城根北街 16 号
邮政编码：100717
http://www.sciencep.com
北京中科印刷有限公司印刷
科学出版社发行　各地新华书店经销
*
2018 年 2 月第　一　版　　开本：787×1092　1/16
2025 年 1 月第　九　次印刷　　印张：11 1/2
字数：253 000
定价：**48.00 元**
（如有印装质量问题，我社负责调换）

《药物临床试验机构管理实践》编委会

总 主 编　蒋　萌
副总主编　王慧萍　刘　芳　张　坤

上　册

主　　编　王慧萍
副 主 编　翟紫红　谢　波　刘必成　贺　晴

下　册

主　　编　刘　芳　张　军
副 主 编　邹　冲　殷俊刚　王慧萍

编　　委　（按姓氏汉语拼音排序）

前　　言

药物临床试验是新药研发过程中非常重要的环节。保证药物临床试验设计科学严谨，实施过程合法合规，研究结果真实可信，受试者权益得到充分保障是政府医药监管部门、临床试验机构、研究者、医药研发企业和合同研究组织等共同追求的目标。其中，药物临床试验机构管理工作对保证药物临床试验质量有举足轻重的作用。编者长期从事机构的管理工作，熟悉机构管理工作中的各个环节，对此有深切的体会和经验。我们愿意将自己多年的管理经验和同行进行交流，如果能够为提高机构药物临床试验管理水平、保证药物临床试验质量、造福广大患者贡献绵薄之力，我们将感到十分欣慰。

本书名称为《药物临床试验机构管理实践》，分为上、下两册；上册为临床试验机构管理制度与 SOP；下册为临床试验设计规范与机构建设。本书按照"坚持实用，注重操作，紧跟形势，瞄准前沿"的编写原则，根据党中央、国务院提出的关于药物临床试验监管方面的文件精神，结合国家食品药品监督管理总局近期发布的关于药物临床试验质量管理、数据核查等方面一系列的文件要求，对目前药物临床试验管理及实施存在的问题进行剖析，并提出如何解决问题的相关建议。

本书依据 ICH GCP、WHO GCP 及 CFDA GCP 对药物临床试验过程中涉及的临床试验方案和相关文件设计，以及对试验药物管理、数据管理和试验资料保存等方面的有关技术要求，在阐述管理制度和人员职责、标准操作规程、设计规范的制订原则和要点的同时附上各类文件的设计模板，以加深读者对药物临床试验的感性认识，同时对撰写此类文件提供一些工具。本书所推荐的模板仅为药物临床试验机构制订管理制度和岗位职责、标准操作规程、设计规范等文件提供参考，各机构应根据具体情况制订适合自身建设管理的相关文件。

本书根据编者在申请并通过国际伦理认证（AAHRPP、FERCAP）、实验室 17025 认证过程中积累的经验，为大家提供了 AAHRPP、FERCAP 认证体系和药物临床试验实验室认可的申请流程及现场检查要求。期望通过机构相关资格认证工作提升药物临床试验管理及实施的质量，实现临床研究能力与国际接轨。越来越多的机构已经采用现代信息化技术进行管理和开展临床试验，本书对此也进行了简要介绍，期望对各位读者能有所启发。

本书编者均为长期从事药物临床试验项目管理、临床评价方法学研究等方面的人员，多年来承担了大量的药物临床试验项目的设计和管理，有丰富的专业经验。尽管如此，鉴于自身认识局限，书中难免存有疏漏之处，对此，恳请广大读者予以批评指正。

编　者
2017 年 12 月

目　　录

第一章 药物临床试验管理制度/岗位职责

第一节 管 理 制 度

一、概述

（一）定义

管理制度是指临床试验机构为保证各项药物临床试验的正常开展，依照相关法律法规并结合本机构药物临床试验工作特点所制订的，要求涉及药物临床试验工作的所有人员共同遵守的规定和原则。

（二）制订原则

1. 有法可依　药物临床试验管理工作的管理制度应依据现行的《药品管理法》《药品注册管理办法》《药物临床试验质量管理规范》《药物临床试验机构资格认定办法（试行）》《药物临床试验伦理审查工作指导原则》等法律法规制订。

2. 切实可行　机构药物临床试验管理制度应在国家法律法规的框架内结合本机构的实际情况制订，切不可生搬硬套法规条文或照搬照抄其他机构的内容，规章制订要具有规范性、合理性和可操作性。

（三）制订要求

1. 内容完整　管理制度应形成完整的体系，既要制订机构总体运行和重大事项的核心管理制度，因其在管理制度体系中具有最高的效力，也要制订针对具体的某一环节、某一工作内容及某一项具体任务的制度，且应覆盖与临床试验有关的各个部门。虽然各机构的管理模式、专业科室情况不尽一致，但围绕药物临床试验开展的各个环节的制度框架结构基本类似，所以，按照适用范围和涉及层面，一般可以分为机构和专业科室两大类横向管理制度；按照试验运行环节，又包括运行管理、质量管理、药物管理、文件/档案管理、培训管理、设备管理、财务管理等纵向管理制度。本节主要是按照临床试验各环节提供了10个相应的管理制度以供参考。

2. 表述准确　管理制度的文字表达应准确简洁，避免产生不易理解或不同理解的可能性。

3. 格式统一　管理制度制订的格式可包括但不限于以下几个方面：目的、适用范围、正文、附件、参考文献和修订记录等。制度编写过程中涉及的术语、符号、代号应统一。同一概念与同一术语之间应保持唯一对应关系，类似部分应采用相同的表达方式与措辞。

（王慧萍　周　人　谢　波　刘必成　贺　晴）

二、管理制度推荐模板

模板 1.01

××机构文件		文件编码	
起草者（注：初订文件）或 修订者（注：修订文件）		版本号/版本日期	
审核者		批准日期	
批准者		颁布日期	

临床试验运行管理制度

一、目的

为使临床试验运行有章可循，特制订本制度，以保证临床试验运行规范有序。

二、适用范围

本制度适用于临床试验机构办公室、各专业科室。

三、管理制度

1. 机构　依据《药品管理法》《药品注册管理办法》《药物临床试验质量管理规范》《药物临床试验机构资格认定办法（试行）》《药物临床试验伦理审查工作指导原则》（注：此处可以根据机构情况再补充其他文件）等法律法规及机构各项管理制度和标准操作规程（SOP）开展药物临床试验项目运行的管理工作。

2. 机构办公室　负责接待申办者，接收并审核申办者提交的临床试验相关材料。负责与专业科室负责人沟通，根据各方提供的背景材料，结合机构专业科室的资质、条件、设施、人员情况及目标受试者数量等，确定项目的立项，并确定主要研究者和项目负责人，安排临床试验项目任务，负责药物临床试验的协调、人员培训、严重不良事件报告及经费管理，接受监查、稽查、视察、现场检查等管理工作。

3. 主要研究者（注：或项目负责人或专业科室负责人）　负责向机构办公室递交临床试验立项申请和项目评估，并和机构办公室、申办者共同洽谈并签订临床试验书面协议。组建研究团队明确人员分工并授权，培训研究人员，与申办者共同准备接受伦理审查相关的工作，组织临床试验的实施，保护受试者，检查研究质量。

4. 研究者　在试验中认真执行临床试验方案、管理制度和标准操作规程。

5. 机构药物管理员　负责临床试验用药物（应急信件）及相关物资的接收、验收、保存、发放、回收、退回（或销毁）等工作（注：机构具备中心药房，采用机构药房统一发药的模式）。或负责临床试验用药物（应急信件）及相关物资的接收、验收、保存、与专业科室药物管理员进行交接、回收、退回（或销毁）等工作。专业科室药物管理员负责试验药物的领用、科室保存、发放、清点回收、退回机构药库等工作（注：采用机构药库与专业科室发放试验药物的模式）。

6. 机构质量管理人员 负责检查临床试验项目的实施过程，接受并配合监查和稽查，确保临床试验运行质量（注：质量管理机制各机构可以根据机构自身特点采取不同的模式，并在此表述）。

7. 机构办公室秘书 负责项目文件的形式审核，与机构档案管理员共同负责审核试验各个阶段文件齐全，负责临床试验原始资料的归档、保存和管理工作。

8. 科室资料管理员 负责临床试验记录文件的领取、分发、回收和保存。负责将临床试验记录文件收回，交主要研究者审核后，再由机构办公室秘书复审后存入机构档案室。

四、附件

无。

五、参考文献

国家食品药品监督管理局. 2003. 药物临床试验质量管理规范

国家食品药品监督管理局. 2004. 药物临床试验机构资格认定办法（试行）

国家食品药品监督管理局. 2007. 药品注册管理办法

国家食品药品监督管理局. 2010. 药物临床试验伦理审查工作指导原则

国家卫生和计划生育委员会. 2016. 涉及人的生物医学研究伦理审查办法

田少雷, 邵庆翔. 2012. 药物临床试验与 GCP 实用指南. 2 版. 北京：北京大学医学出版社

夏培元, 修清玉, 马金昌. 2009. 药物临床试验实施与质量管理. 北京：人民军医出版社

ICH E6. 2016. Guideline for Good Clinical Practice

六、修订记录

版本号	修订日期	修订原因/内容	起草者	审核者	生效日期	修订后版本号

模板 1.02

××机构文件		文件编码	
起草者（注：初订文件）或修订者（注：修订文件）		版本号/版本日期	
审核者		批准日期	
批准者		颁布日期	

仪器设备管理制度

一、目的

依据国家卫生和计划生育委员会（卫计委）有关医疗卫生机构仪器设备管理要求，为使机构临床试验仪器设备规范有序管理，特制订本制度。

二、适用范围

本制度适用于临床试验机构办公室、设备管理部门、各专业科室、实验室及辅助科室。

三、管理制度

1. 机构的仪器设备　由医院设备管理部门负责统一管理。

2. 申购　专业科室根据药物临床试验需求申报年度购置仪器设备计划和预算，按医院规定程序审核报批（注：各机构可以根据医院的设备管理规定在此表述具体的申购流程）。

3. 验收　仪器购进后，购买科室会同设备管理部门、仪器供应商进行拆箱验收，安装调试，并填写详细的验收报告，办理出入库手续，并存档。进口仪器设备验收，按有关规定办理，必须在索赔期内完成，发现问题及时处理。

4. 建档　遵循医疗器械使用规定，建立使用管理责任制，使用科室对每台仪器设备均安排指定的专人管理，以"全国卫生系统医疗器械仪器设备（商品、物资）分类与代码（WZB01-90）"为依据，建立仪器设备总账和分户账，并实行计算机管理，保证账、卡、物相符。仪器设备档案、账、卡应由专人保管。保管人员变动时，要认真办理移交手续，不得丢失。

5. 使用　科室选定专门使用人员并进行操作培训，在了解仪器的构造、性能、工作原理和使用、维护方法后，方可独立使用。如需多人操作的则逐人培训，不合格者一律不准上机，否则造成的损害由责任人与使用科室承担。仪器设备所在的科室，必须建立仪器设备的管理制度，建立健全责任制。专业科室负责建立仪器设备保养、校正及使用方法的标准操作规程（SOP）。SOP 项目包括型号、制造厂商、购进日期、价格、主要技术指标、仪器特点、应用范围、管理人、仪器组成部分、操作规程、注意事项等。在研究中如遇特殊情况需要偏离 SOP 时，必须报告负责批准 SOP 执行的领导，及时修订原有的 SOP，按新制订的 SOP 执行，同时废除原 SOP，并在原始资料中记录。

严格执行使用登记制度，大型精密仪器设备应备有《使用登记本》《维修登记本》，其使用、检查、测试、校正及故障修理应详细记录，内容包括日期、有关情况及操作人员的姓名等。爱护仪器设备，避免粗暴使用，认真检查保养，保持仪器设备处于良好状态，随时开机随时可用；专业科室的每台仪器设备均须指定专人负责管理，定期进行检查、清洁保养、测试和校正，确保仪器设备的性能稳定可靠。非本专业科室人员未经许可不得使用或借用仪器设备。实习、进修人员应在老师指导下使用。大型精密仪器原则上由专业科室工作人员操作测试；经考核确认实习、进修人员有独立操作能力者，可在导师指导下操作。但此期间仪器出现故障或损坏，则根据导师和实习进修人员的责任，分别承担相应的赔偿责任。

6. 维修　设备管理部门负责仪器设备的维修工作。仪器设备出现故障，操作人员应及时报告相关管理部门，报告故障部位、原因、时间等，以便及时处理。

7. 计量校准　设备管理部门负责仪器设备定期计量校准工作。根据《中华人民共和国计量法》及有关卫生计量法规规定进行周期检定，获计量合格证书后方可使用。属于计量强检范围的仪器，如天平、分光光度计等，专业科室应按要求每年送设备管理相关部门由专人进行计量检验。合格者应加贴检验合格证标签，并注明有效期。不属于计量强检范围的仪器，各使用人员应严格按操作手册，经常对仪器或器具进行校验。凡检验不合格的仪器不得使用。存在计量问题的仪器必须经专业人员修理、检验合格后方可继续使用；修理后仍无法达到计量要求的仪器，应及时申请报废。

8. 调剂报损　根据医院设备管理规定对机构药物临床试验仪器设备进行调剂使用及报损。除仪器正常损耗外，若属人为损坏，按其价格和造成的后果，酌情赔偿处理。

9. 报废　仪器报废工作由设备管理部门进行鉴定，按报废流程审批。

四、附件

无。

五、参考文献

国家食品药品监督管理局. 2003. 药物临床试验质量管理规范
田少雷，邵庆翔. 2012. 药物临床试验与 GCP 实用指南. 2 版. 北京：北京大学医学出版社
夏培元，修清玉，马金昌. 2009. 药物临床试验实施与质量管理. 北京：人民军医出版社

六、修订记录

版本号	修订日期	修订原因/内容	起草者	审核者	生效日期	修订后版本号

模板 1.03

××机构文件		文件编码	
起草者（注：初订文件）或 修订者（注：修订文件）		版本号/版本日期	
审核者		批准日期	
批准者		颁布日期	

人员培训制度

一、目的

为使临床试验人员熟悉药物临床试验法律法规、管理制度和 SOP、项目试验方案等内容，特制订本制度。

二、适用范围

本制度适用于临床试验机构办公室、各专业科室及所有与临床试验有关的科室及人员。

三、管理制度

1. 机构办公室　负责制订年度培训计划与实施，对年度培训计划的执行情况进行自查，针对存在的问题和不足进一步强化人员培训与管理。负责组织项目的相关培训。

2. 培训内容　包括 GCP 及相关法律法规、技术指南、机构制订的管理制度和 SOP、项目试验方案、有关受试者保护及研究利益冲突等伦理原则。

3. 培训类型　主要包括院外/院内 GCP 培训、专题讲座、研究者研讨会、临床试验项目启动培训、继续教育相关培训等。

4. 培训要求　研究人员及相关人员应参加各级 GCP 及相关法律法规培训，参与培训人员考试合格并取得合格证书后，方可参与临床试验。每 3 年（注：机构可根据具体情况设定此年限）接受一次培训，更新知识。

5. 培训档案　机构办公室秘书负责建立临床试验培训档案，包括国家/省级 GCP 培训合格证书扫描件/复印件，专题讲座授课资料、签到资料和考试试卷等，并由机构办公室存档。各专业科室的内部培训时间、内容及参加人员等情况必须记录于科室培训记录本。

四、附件

无。

五、参考文献

高荣，李见明. 2012. 我国药物临床试验机构的发展、定位和职责探讨. 中国临床药理学杂志，28（9）：714-717

国家食品药品监督管理局. 2003. 药物临床试验质量管理规范

国家食品药品监督管理局. 2007. 药品注册管理办法

田少雷，邵庆翔. 2012. 药物临床试验与 GCP 实用指南. 2 版. 北京：北京大学医学出版社

夏培元，修清玉，马金昌. 2009. 药物临床试验实施与质量管理. 北京：人民军医出版社

ICH E6. 2016. Guideline for Good Clinical Practice

六、修订记录

版本号	修订日期	修订原因/内容	起草者	审核者	生效日期	修订后版本号

模板 1.04

××机构文件		文件编码	
起草者（注：初订文件）或 修订者（注：修订文件）		版本号/版本日期	
审核者		批准日期	
批准者		颁布日期	

合同管理制度

一、目的

依据《药物临床试验质量管理规范》和项目临床试验方案，规范制订合同。

二、适用范围

本制度适用于药物临床试验机构的药物临床试验项目的合同管理。

三、合同签署流程

1. 合同起草　依据《中华人民共和国合同法》《药物临床试验质量管理规范》及临床试验方案，主要研究者、机构办公室主任负责与申办者/合同研究组织（CRO）洽谈临床试验合同。合同应依据 GCP 的规定，明确各方的责任与义务职责，列明有关受试者保护的条款。临床试验合同经费必须覆盖临床试验所有开支（注：如检测、受试者营养/交通费补贴、研究者观察、受试者损害/死亡的治疗费用/经济补偿、伦理审查、各方管理等费用）、经费列明金额及付款方式；保密责任、知识产权的规定；临床试验的期限，需完成的受试者例数；临床试验档案保管期限；解决争议的办法及补充条款等。

2. 合同审核　机构办公室负责向医院合同审核部门提供合同草案和相应的文件[包括国家食品药品监督管理总局（CFDA）《药物临床研究批件》、申办者的企业法人营业执照复印件、企业药品生产许可证复印件，或申办者委托第三方履行申办者职责的委托书及第三方的法人资格文件、临床试验方案、审核申请报告等]。医院合同审核部门（注：审核合同部门根据各医院具体部门名称而定）对合同的合法合规性进行审核。审核人员应签署审核意见。

3. 合同签署　医院法人代表或法人代表授权者审签合同。主要研究者/机构办公室主任等也应在合同上签字并承担相应的责任。加盖有效公章及骑缝章后生效。

4. 合同变更　变更合同的签署流程与合同签署流程相同。采用书面形式变更、解除合同。变更、解除合同的文本作为原合同的组成部分或更新部分，与原合同具有同样的法律效力。变更合同签署后，临床试验方能继续进行。

四、道德行为规范

1. 医疗机构的法人代表或法人代表委托者、药物临床试验机构主任与临床试验项目申办者及其委托方存在经济利益关系时应主动向利益冲突管理委员会报告。

2. 主要研究者及研究人员应主动声明和公开任何与临床试验项目相关的经济利益，并应要求报告基于本研究产品所取得的任何财务利益。

3. 所有临床试验经费必须按合同明细入账。药物临床试验机构工作人员和研究者不得接受任何可能影响试验科学性和道德行为规范的宴请、礼金，不得向申办者和（或）CRO报销各种私人费用。

五、合同管理

临床试验项目合同书一式 4～6 份，其中申办者和（或）CRO 各 2 份，机构办公室、财务管理部门各保留 1 份原件（注：如果需要的话其他相关部门如科研管理部门、审计部门等处也可保留 1 份复印件）。药物临床试验机构应保存临床试验合同书电子文件。临床专业科室保存合同的复印件（注：如果需要的话）。合同作为机构承担临床试验的重要法律依据和凭证，所有相关人员必须严格保守合同秘密。

六、附件

无。

七、参考文献

国家食品药品监督管理局. 2003. 药物临床试验质量管理规范
国家食品药品监督管理局. 2007. 药品注册管理办法
田少雷，邵庆翔. 2012. 药物临床试验与 GCP 实用指南. 2 版. 北京：北京大学医学出版社
夏培元，修清玉，马金昌. 2009. 药物临床试验实施与质量管理. 北京：人民军医出版社
ICH E6. 2016. Guideline for Good Clinical Practice

八、修订记录

版本号	修订日期	修订原因/内容	起草者	审核者	生效日期	修订后版本号

模板 1.05

××机构文件		文件编码	
起草者（注：初订文件）或 修订者（注：修订文件）		版本号/版本日期	
审核者		批准日期	
批准者		颁布日期	

经费管理制度

一、目的

根据国家关于科研经费管理及财务管理的相关规定，制订本制度，保证临床试验经费合理收支。

二、适用范围

本制度用于药物临床试验机构承担的药物临床试验经费（包括伦理审查经费）的管理。

三、临床试验经费的管理

1. 机构办公室负责临床试验项目的经费管理，包括制订相关的管理制度、经费收支情况的记录及经费的结算、公布临床试验经费分配情况等。

2. 临床试验开始前必须签订临床试验合同书或协议书，公开办事程序与行为规范。所有临床试验经费必须按照合同/协议明示入账，严禁将临床试验经费分解为合同/协议经费与私下收受现金两部分。

3. 由机构办公室负责起草、机构领导批准临床试验经费相应的分配原则。

4. 临床研究经费统一归机构财务管理部门管理。财务管理部门按临床试验项目分别建账，并按照合同/协议项目的经费科目列支。申办者/CRO 负责按照临床试验合同以银行转账的形式支付临床试验经费至财务管理部门。财务管理部门负责在收到经费的×个工作日内，向申办者/CRO 开具正规票据；提前中止的临床试验，由财务管理部门退还剩余的临床试验经费。

5. 药物临床试验理化检查等费用应从合同/协议经费列支，不得从公费医疗及医疗保险列支。

6. 药物临床试验伦理审查费按合同/协议相应条款单独列支。伦理委员会审查收费标准和委员劳务费标准是公开的。

7. 劳务费分配采用实名制，依法纳税。

四、经费使用

1. 研究劳务费　如临床观察费/样品检测劳务费、受试者招募费、培训费、试验药物管理费、档案管理费（注：包括项目档案超出国家要求保存的期限加收的费用等）、机构质量管理人员劳务费、数据管理费等（注：此处为建议性条目，根据机构具体情况制订相应的条目），按合同规定列支，其中××%（注：根据机构具体情况酌情制订）可作为科室研究基金。若研究者不依从方案实施研究，将根据造成的后果扣除部分或全部临床试验劳务费。

2. 受试者理化检查费/样品检测耗材费　按试验方案规定的项目实报实销，按合同/协议相应条款列支。

3. 受试者的直接费用　受试者的交通费、补偿费等，按合同/协议相应条款列支。

4. 设备折旧与维护费　按合同/协议相应条款单独列支。

5. 机构管理费　用于机构资格认定、上级部门的现场检查、机构建设、人员培训、学术交流、聘请专家、返聘人员、咨询、年终奖励等支出，列入医院预算管理。

6. 伦理委员会审查费　每项伦理审查收费一般××元。会议审查项目的委员审查劳务费：初始审查项目××元/项，主审委员××元/项；跟踪审查项目××元/项，主审委员××元/项。快速审查项目的审查劳务费：主审委员××元/项。外单位委员参加会议审查的交通与补偿费××元/次。办公室工作人员劳务费按会议初始审查项目××元/项。会议材料费按实际支出列支。伦理审查费从临床试验项目的合同经费/科研课题经费中列支。

五、审核报销程序

按医院财务管理相关规定执行。

六、附件

无。

七、参考文献

国家食品药品监督管理局. 2003. 药物临床试验质量管理规范

八、修订记录

版本号	修订日期	修订原因/内容	起草者	审核者	生效日期	修订后版本号

模板 1.06

××机构文件		文件编码	
起草者（注：初订文件）或 修订者（注：修订文件）		版本号/版本日期	
审核者		批准日期	
批准者		颁布日期	

临床试验质量管理制度

一、目的

为了保证在药物临床试验过程中有合格的研究人员与良好的医疗设施、科学的试验设计与试验方案、标准化的实验室与测试条件、完善的组织管理与监督体系，使试验过程规范、结果科学可靠，特制订本制度。

二、适用范围

本制度适用于药物临床试验机构的药物临床试验项目的质量管理。

三、管理制度

1. 机构应具备药物临床试验所需的条件与能力，保证研究者在有良好的医疗设施、实验室设备、人员配备的条件下进行临床试验。

2. 机构负责运行质量管理，包括对药物临床试验研究的相关部门如合同管理部门、财务管理部门、实验室（检验科、功能检查相关科室等）、药学部门、信息工程部门、临床专业科室对相关法规、制度、SOP 等的执行进行监督和协调管理。

3. 机构制订完善的临床试验管理制度、岗位职责及标准操作规程，研究者必须履行各自的职责，严格遵循临床试验方案，认真执行标准操作规程，以保证临床试验规范有序。

4. 机构负责培养合格的研究人员。通过组织派出培训、机构内部培训及组织临床试验开始前培训等方式，提高研究人员实施临床试验项目的能力。

5. 机构受申办者委托，组织主要研究者参加临床试验协调会议，对设计临床试验方案提供技术支持，完善研究方案的设计；保证临床试验方案的科学性，保护受试者的权益。

6. 机构协调相关部门建设标准化的实验室，接受国家的实验室标准认可或者相关质量检查，达到质量要求。

7. 机构建立临床试验项目的质量管理系统

（1）主要研究者为临床试验项目质量的第一责任者，负责审签临床试验文件（研究病历、病例报告表），负责协调安排对实施项目试验质量的检查和监督。

（2）机构办公室配备项目管理人员，负责临床试验项目的行政管理；机构办公室配备质量管理人员，负责对临床试验各个环节进行跟踪检查、记录并考核监查员对临床试验的监查频率及质量是否满足临床试验需要等。

（3）机构为监查员提供信息和办公设备，接受监查或稽查，接受政府管理部门的视察与检查。

（4）机构办公室针对监查、稽查、检查发现的问题，督促研究者提出改进措施并进行整改，跟踪整改过程，评估改进效果，并根据临床试验违规情节的程度，采取相应的处罚措施。

（5）机构办公室负责每年组织对临床试验项目质量进行评估，向主管部门提交评估报告，提出整改计划和措施。

8. 机构建立药物临床试验信息管理系统，提高管理制度与 SOP 的执行力，提高 GCP 与临床试验方案的依从性，提高机构质量管理水平。

四、附件

无。

五、参考文献

蔡婷婷，单荣芳. 2014. 药物临床试验质量控制中发现的问题及改进措施. 实用药物与临床，17（9）；1210-1213

高荣，李见明. 2012. 我国药物临床试验机构的发展、定位和职责探讨. 中国临床药理学杂志，28（9）：714-717

国家食品药品监督管理局. 2003. 药物临床试验质量管理规范

国家食品药品监督管理局. 2007. 药品注册管理办法

夏培元，修清玉，马金昌. 2009. 药物临床试验实施与质量管理. 北京：人民军医出版社

ICH E6. 2016. Guideline for Good Clinical Practice

六、修订记录

版本号	修订日期	修订原因/内容	起草者	审核者	生效日期	修订后版本号

模板 1.07

××机构文件		文件编码	
起草者（注: 初订文件）或 修订者（注: 修订文件）		版本号/版本日期	
审核者		批准日期	
批准者		颁布日期	

临床试验资料档案管理制度

一、目的

遵循 GCP 规范要求，为完整规范保存药物临床试验档案资料，特制订本制度。

二、适用范围

本制度适用于药物临床试验机构的药物临床试验项目的档案文件管理。

三、管理制度

1. 机构档案室是机构临床试验资料集中统一保管、归档的部门，由机构办公室档案管理员负责管理。

2. 档案室必须认真执行防护措施，符合防火、防盗、防霉、防潮、防光、防尘、防虫、防高温、防污染等要求；配备防潮和灭火装置，定期检查以确保正常运转；严禁放置易燃易爆品，不准吸烟；定期进行通风除湿。

3. 文件资料分类及管理　临床试验资料档案实行分类管理。管理类文件包括法律法规、管理制度、技术规范、SOP 及其更新文件、年度总结及计划等；机构研究人员专业档案包括机构管理人员及各专业科室研究人员的履历、学历/资历证书、培训证书及培训资料、培训记录等；项目类文件包括临床试验项目所有相关文件和项目实施过程中产生的原始资料等，按项目立卷。

机构档案资料管理员负责对所有资料档案进行登记、编目、统计、分类和必要的整理、归档管理；专业科室资料管理员负责保存专业科室的管理类文件及在项目实施过程中必须在专业科室保存的档案和资料管理[包括知情同意书、研究病历、病例报告表（CRF）、受试者日记卡、药物发放回收记录表等]及其他数据（包括但不限于书面的、打印的、图片的、影像资料及任何计算机数据库或计算机可读表中包含的信息），在项目完成后，移送至机构档案资料室归档保存。药物管理员负责保存项目实施过程中的各类药物管理文件（试验用药物及其相关物资验收、出入库及退回/销毁等记录等），项目完成后移交机构档案管理员归档保存。接收归档案卷资料时，机构档案管理员与移交人员双方应根据目录清点核对，双方履行签字手续。

4. 文件资料的形成、积累与归档　原始资料的形成、积累由项目负责人/主要研究者/项目秘书完成。参照《药物临床试验质量管理规范》附录的规定，根据《科技档案卷内目录Ⅱ期临床试验》《科技档案卷内目录Ⅲ期临床试验》《科技档案卷内目录》等设定的档案卷保存临床试验文件，并按试验阶段及时归档。

5. 档案保存时间　按《药物临床试验质量管理规范》保存临床试验资料至临床试验终止后五年（注：或根据机构的具体情况设定更长时间）。

6. 借阅　阅览资料档案必须经相关负责人（根据机构情况规定机构办主任/主要研究者/项目负责人等）同意，办理阅览手续。档案管理员负责查阅登记管理，及时记录查阅时间、查阅内容、查阅人员和经办人等信息。根据 GCP 规定查阅资料人员应限于机构管理人员、主要研究者/研究人员、监查员、国家食品药品监督管理总局/省食品药品监督管理局管理人员等。阅览人员应爱护档案，注意安全和保密，严禁涂改、拆散。资料档案材料一般不得外借，若因特殊情况需外借，需经机构办公室主任/项目负责人/主要研究者审批并办理书面借阅手续。如需借出医院，应由借阅单位出具证明，经机构负责人/机构办公室主任/项目负责人/主要研究者审批办理书面借阅手续（注：是否可以借出医院可根据机构具体情况制订相应的规定）。

7. 保密　机构档案管理员及所有接触方案资料的人员均必须遵守国家保密法规，对申办者提供的方案、有关新处方、制剂工艺等关键内容保密，不得擅自对外泄露；泄露试验机密要追究责任，情节严重者按失密论处。

四、附件

无。

五、参考文献

国家食品药品监督管理局. 2003. 药物临床试验质量管理规范
国家食品药品监督管理局. 2007. 药品注册管理办法
国家食品药品监督管理局. 2010. 药物临床试验伦理审查工作指导原则
国家卫生和计划生育委员会. 2016. 涉及人的生物医学研究伦理审查办法
胡蕙慧，元唯安. 2014. 浅谈药物临床试验档案管理. 解放军医院管理杂志，2：199-200
田少雷，邵庆翔. 2012. 药物临床试验与 GCP 实用指南. 2 版. 北京：北京大学医学出版社
夏培元，修清玉，马金昌. 2009. 药物临床试验实施与质量管理. 北京：人民军医出版社
ICH E6. 2016. Guideline for Good Clinical Practice

六、修订记录

版本号	修订日期	修订原因/内容	起草者	审核者	生效日期	修订后版本号

模板 1.08

××机构文件		文件编码	
起草者（注：初订文件）或 修订者（注：修订文件）		版本号/版本日期	
审核者		批准日期	
批准者		颁布日期	

临床试验药物管理制度

一、目的

对临床试验用药物管理的环节进行规定，保证机构临床试验药物的管理工作符合 GCP 原则，操作有章可循。

二、范围

本制度适用于临床试验用药物的验收、保存、分发与回收、退还等各环节的管理工作。

三、管理制度

1. 临床试验药物由机构办公室、机构药库和专业科室共同负责其使用和管理。机构设立临床试验专用药库，配备专门设施和设备以符合临床试验用药储存要求。指定接受过 GCP 培训的药师对临床试验用药物实行专人管理。专业科室配备试验用药物专用储藏柜和冰箱等设施并指定专人负责药物管理（注：各机构可以根据机构具体情况采用中心药房或者机构药库+专业科室药物储存室等不同的管理模式）。

2. 申办者负责免费向临床试验机构提供符合《药物临床试验质量管理规范》要求的试验用药物（包括试验药、对照药或安慰剂）和药检报告，保证试验用药物的质量合格。按试验方案要求对临床试验用药物进行适当包装与贴标签，并标明为临床试验专用，同时注明批号或系列号及有效期。在双盲临床试验中，试验药物与对照药品或安慰剂在外形、气味、包装、标签和其他特征上均应一致。

3. 药库管理员负责试验用药物的接收、验收、储存、发放、回收及剩余药物的退还，并进行详细记录，记录内容应包括数量、装运、递送、接受、分配、剩余药物的回收等方面的信息；负责按照药物的保存条件分类管理，定时记录温湿度；定期清点库存药物，并定期检查库存药物的外观、数量、性状及效期；负责将剩余及回收试验用药物单独存放；负责收回申办者药物销毁记录复印件。

4. 药物管理员负责试验用药物的领取、保管、发放及剩余药物的回收，并在试验完成后将其退还药库，并做详细记录（注：各机构可以根据机构是中心药房或者机构药库+专业科室药物储存室等不同的管理模式制订不同的管理内容）。

5. 试验完成后，药物管理员负责将所有记录文件交机构档案室保存。

6. 所有相关人员必须保证所有试验用药物仅用于该临床试验的受试者，其剂量与用法严格遵照试验方案，剩余的试验用药物退回申办者；试验用药物不得销售，研究者不得把试验用药物转交任何非临床试验参加者。

7. 试验过程中应接受申办者/CRO派遣的监查员或稽查员对试验用药物的供给、使用、储藏及剩余药物退回的监查、稽查及药品监督管理部门的稽查和视察，以及机构质量管理人员的质量检查，对存在的问题及时整改，确保临床试验药物管理的质量。

四、附件

无。

五、参考文献

曹彩，熊宁宁. 2011. 药物临床试验机构的管理. 中国临床药理学杂志，27（12）：992-996

高荣，李见明. 2012. 我国药物临床试验机构的发展、定位和职责探讨. 中国临床药理学杂志，28（9）：714-717

国家食品药品监督管理局. 2003. 药物临床试验质量管理规范

国家食品药品监督管理局. 2010. 药物临床试验伦理审查工作指导原则

国家卫生和计划生育委员会. 2016. 涉及人的生物医学研究伦理审查办法

田少雷，邵庆翔. 2012. 药物临床试验与GCP实用指南. 2版. 北京：北京大学医学出版社

夏培元，修清玉，马金昌. 2009. 药物临床试验实施与质量管理. 北京：人民军医出版社

ICH E6. 2016. Guideline for Good Clinical Practice

六、修订记录

版本号	修订日期	修订原因/内容	起草者	审核者	生效日期	修订后版本号

模板 1.09

××机构文件		文件编码	
起草者（注：初订文件）或 修订者（注：修订文件）		版本号/版本日期	
审核者		批准日期	
批准者		颁布日期	

机构办公室工作制度

一、目的

为保证机构管理工作正常运行，使机构办公室工作规范有序，特制订本制度。

二、范围

本制度适用于临床试验机构办公室日常的管理工作。

三、管理制度

1. 在机构主任的领导下，机构办公室负责机构日常行政管理和协调保障工作。

2. 负责机构的组织建设，组织制订管理制度、工作职责、标准操作规程、设计规范等，并组织培训与实施。

3. 负责制订机构年度工作计划与工作总结。

4. 负责机构的条件建设，保障设施与条件应满足安全有效地进行临床试验的需要。

5. 负责对各专业科室人员资格、资质进行审核，负责研究人员的培训管理。

6. 负责承接国家食品药品监督管理总局批准的药物临床试验项目。

7. 负责对本机构承担的临床试验进行业务管理，统筹临床试验的立项管理、试验用药物管理、资料管理、临床研究协调员（CRC）管理及质量管理、合同经费管理等相关工作。

8. 负责和上级主管部门及申办者等协调沟通。

9. 负责与伦理委员会沟通，以确保受试者的尊严、安全和权益。

四、附件

无。

五、参考文献

国家食品药品监督管理局. 2003. 药物临床试验质量管理规范

田少雷，邵庆翔. 2012. 药物临床试验与 GCP 实用指南. 2 版. 北京：北京大学医学出版社

夏培元，修清玉，马金昌. 2009. 药物临床试验实施与质量管理. 北京：人民军医出版社

ICH E6. 2016. Guideline for Good Clinical Practice

六、修订记录

版本号	修订日期	修订原因/内容	起草者	审核者	生效日期	修订后版本号

模板 1.10

××机构文件		文件编码	
起草者（注：初订文件）或 修订者（注：修订文件）		版本号/版本日期	
审核者		批准日期	
批准者		颁布日期	

机构药库管理制度

一、目的

为使机构药库建设及管理符合试验用药物的管理要求，制订本制度。

二、范围

本制度适用于临床试验机构药库管理。

三、管理制度

1. 机构药库是机构临床试验药物集中统一管理的部门，由机构药库管理员负责管理。药库管理员应具有药学专业技术职称，并接受 GCP 培训及药事管理、药学相关专业培训。

2. 药库管理员负责按照药物的贮存条件分类、分区管理试验用药物，定期清点和检查，并详细记录。

3. 药库建立温湿度的记录和检测系统。药库管理员负责库房温湿度的监测与管理，并定时记录。

4. 药库配备能满足各类试验药物储存温度要求的专用储藏柜或冰箱，用于试验用药物的储藏，并实行专人专锁管理。

5. 特殊试验用药品包括麻醉药品、精神药品及医疗用毒性药品，应按照《麻醉药品及精神药品管理条例》及《医疗用毒性药品管理办法》的相关规定放置于专柜或专库中，双人双锁保管，专账记录。

6. 药库必须认真执行防护措施，符合防火、防盗、防霉、防潮、防光、防尘、防虫、防高温、防污染等要求；配备防湿和灭火装置；严禁放置易燃易爆品，禁止吸烟；药库管理员定期检查所有的设备设施，并按规定进行维护及保养。

7. 药库接受机构的质量检查、申办者/CRO 派遣的监查员或稽查员的监查与稽查及国家/省级药品监督管理部门的稽查与视察。

四、附件

无。

五、参考文献

蔡婷婷，单荣芳. 2014. 药物临床试验质量控制中发现的问题及改进措施. 实用药物与临床，17（9）：
　　1210-1213
国家食品药品监督管理局. 2003. 药物临床试验质量管理规范
田少雷，邵庆翔. 2012. 药物临床试验与 GCP 实用指南. 2 版. 北京：北京大学医学出版社
夏培元，修清玉，马金昌. 2009. 药物临床试验实施与质量管理. 北京：人民军医出版社

六、修订记录

版本号	修订日期	修订原因/内容	起草者	审核者	生效日期	修订后版本号

（王慧萍　谢　波　翟紫红　周　人　杨　玥　陈　红　厉伟兰）

第二节 岗位职责

一、概述

（一）定义

岗位职责是指临床试验机构为提高工作质量与效率，依照相关法律法规并结合本机构药物临床试验工作特点，对涉及临床试验工作的有关人员制订应完成的工作内容及承担的责任范围。

（二）制订原则

1. 规范全面 职责的制订应包括任务的目的、范围、具体职责描述、附件等内容。职责的制订应覆盖与临床试验有关的各个部门。文字表达应准确、简明、易懂、逻辑严谨。

2. 清晰明确 对所有涉及药物临床试验相关人员应清晰明确其各自的岗位及职责范围，有利于开展工作，职责明确即可做到奖惩分明。交叉重复的工作内容和职责范围，容易造成相互推诿，要做到各司其职、责任到人。

3. 分工合理 对涉及临床试验的有关人员进行合理有效的分工，是制订职责的基础。要尽可能地详细考虑各项工作内容，进行归类集中，避免分散。职责描述时应说明工作持有人所负有的职责及工作所要求的最终结果，并明确每项职责中职工应该扮演什么样的角色，以及拥有什么样的权限。

（三）制订要求

1. 各机构应基于自身的组织架构和管理模式制订职责。完善合理的组织架构是临床试验机构正常运行的前提。因此，职责的制订是以临床试验机构的组织架构为基准，涉及机构、专业科室和与临床试验相关部门的人员。各临床试验机构管理模式和架构不尽相同，应结合本机构工作特点和具体管理模式制订人员职责，切忌生搬硬套。

2. 各机构应依据分类标准统筹职责纲要的制订。职责按照适用范围和涉及层面的不同，可分为机构和专业科室两类；按照管理模式的不同，可分为组织管理、项目管理、质量管理、药物管理和档案管理等五类。

3. 按照不同适用范围和涉及层面一般制订如下几方面职责。

（1）机构人员的职责主要涉及机构主任（副主任）、机构办公室主任（副主任）、机构办公室秘书、机构质量管理人员、机构档案管理员、机构药库管理员等的职责，配备这些人员可以基本满足药物临床试验的运行。

（2）专业科室人员的职责主要涉及专业科室负责人、主要研究者、项目负责人、研究者、研究助理、专业科室药物管理员、资料管理员、项目质控员等的职责。

4. 按照不同管理模式一般可以制订如下几方面职责。

（1）项目管理方面：各机构的模式不同，各专业科室的主要研究者、项目负责人、研究者等承担的职责也可能不同。如果采用"机构办公室—主要研究者"管理体系，由主要研究者直接负责临床试验的管理工作，组成并授权由研究者、研究护士、药物管理员、资料管理员组成的研究团队；如果采用"机构办公室—主要研究者—项目负责人"管理体系，则可能由主要研究者授权具有医学专业本科以上学历及本专业中级或高级技术职务的临床医生作为项目负责人管理、协调临床试验工作。本章根据"机构办公室—主要研究者—项目负责人"的管理体系，提供了专业科室负责人、主要研究者、项目负责人、研究者和研究助理等的职责。

（2）药物管理方面：国内尚无统一模式，目前采用较多的是"机构专用药库+专业科室储存室"管理模式和"中心药房"管理模式，且越来越倾向采用"中心药房"模式。无论是哪种模式，均需考虑到药物的接收、储存、领取、发放、使用、回收、退回等各个环节；然后依据实际情况制订各参与人员的职责。本章根据"机构专用药库+专业科室储存室"管理模式，提供了机构药库管理员与专业科室药物管理员的职责。

（3）质量管理方面：各机构对于质量的管理模式是不同的，有的机构采用"项目质控—科室质控—机构办公室质控"的三级质量管理模式，有的机构采用"项目质控—机构办公室质控"的二级质量管理模式，有的机构采用"机构质量管理人员全过程质控"的一级质量管理模式等。本书主要推荐了机构质量管理人员和项目质控员职责的模板。

5. 各机构还应根据各自的具体情况制订一些特定职责的内容。根据各机构的特色及所辖专业科室情况，还可制订有特色的岗位职责，如一些专科医院可以制订涉及专病需要的特殊岗位人员的职责等。

（王慧萍 周 人 谢 波）

二、岗位职责推荐模板

模板 1.11

××机构文件		文件编码	
起草者（注：初订文件）或 修订者（注：修订文件）		版本号/版本日期	
审核者		批准日期	
批准者		颁布日期	

机构主任、副主任职责

一、目的

明确临床试验机构主任、副主任岗位工作职责，为保证机构行政领导工作规范有序，特制订本职责。

二、范围

本职责适用于临床试验机构主任、副主任。

三、职责

1. 机构主任

（1）负责机构行政管理工作。

（2）负责设置相应的机构管理部门，配备相应的管理人员。

（3）负责保证机构的设施与条件能够满足安全有效地进行临床试验的需要。

（4）负责保证所有研究者都具备承担临床试验的专业特长、资格和能力，并经过相关培训。

（5）负责督促相关部门及专业科室制订临床试验制度/职责与标准操作规程，并审核、批准机构制度/职责与标准操作规程的实施。

（6）负责保证临床试验受试者的权益得到充分保障。

（7）负责督促机构办公室实施项目的组织、协调、质量检查与动态管理，落实临床试验的质量管理。

2. 机构副主任　负责协助临床试验机构主任履行上述职责。

四、附件

无。

五、参考文献

国家食品药品监督管理局. 2003. 药物临床试验质量管理规范

国家食品药品监督管理局. 2007. 药品注册管理办法

国家食品药品监督管理局. 2010. 药物临床试验伦理审查工作指导原则

国家卫生和计划生育委员会. 2016. 涉及人的生物医学研究伦理审查办法

田少雷，邵庆翔. 2012. 药物临床试验与 GCP 实用指南. 2 版. 北京：北京大学医学出版社

夏培元，修清玉，马金昌. 2009. 药物临床试验实施与质量管理. 北京：人民军医出版社

六、修订记录

版本号	修订日期	修订原因/内容	起草者	审核者	生效日期	修订后版本号

模板 1.12

××机构文件		文件编码	
起草者（注：初订文件）或 修订者（注：修订文件）		版本号/版本日期	
审核者		批准日期	
批准者		颁布日期	

机构办公室主任、副主任职责

一、目的

明确临床试验机构办公室主任、副主任岗位工作职责，为保证机构日常行政工作规范有序，特制订本职责。

二、范围

本职责适用于临床试验机构办公室主任、副主任。

三、职责

1. 机构办公室主任

（1）在机构主任及副主任的领导下，负责机构办公室、档案室、药库的日常行政管理工作，负责临床试验相关专业科室的协调工作，对临床试验项目实行全面的管理，并及时向机构主任/副主任汇报机构运行情况。

（2）负责制订机构办公室工作计划，完成工作总结。并负责组织制订和实施机构管理相关的规范化文件，包括管理制度、岗位职责、标准操作规程等。

（3）负责评估、组织有关承接法规准许范围内的药物临床试验项目的工作，并及时与伦理委员会沟通，接受伦理委员会对临床试验项目的科学性、伦理合理性的初始审查和跟踪审查，以确保受试者的尊严、安全和权益不受损害。

（4）负责对各专业科室人员的资格、资质进行审核，且保证设施与条件应满足安全有效地进行临床试验的需要，并负责规范实验室及专业科室仪器的使用与维护。

（5）负责有计划地组织相关人员参加院内外 GCP 培训，并统一组织研究者进行临床试验方案启动培训及临床试验流程、相关文件和标准操作规程等的培训。

（6）负责与申办者/CRO、主要研究者共同起草临床试验合同，议定临床试验费用，签订临床试验合同，并负责临床试验经费的管理工作。

（7）组织对机构档案室、机构药库及专业科室进行质量检查。建立机构药物临床试验的质量管理体系，确保研究者认真执行各项管理制度、试验方案和标准操作规程。

（8）负责审核临床试验准备阶段、进行阶段及结束阶段的相关文件是否齐全，并审核临床试验小结或总结报告。同时负责临床试验机构公章的管理。

2. 机构办公室副主任　负责协助临床试验机构办公室主任履行上述职责。

四、附件

无。

五、参考文献

国家食品药品监督管理局. 2003. 药物临床试验质量管理规范

国家食品药品监督管理局. 2007. 药品注册管理办法

国家食品药品监督管理局. 2010. 药物临床试验伦理审查工作指导原则

国家卫生和计划生育委员会. 2016. 涉及人的生物医学研究伦理审查办法

田少雷，邵庆翔. 2012. 药物临床试验与 GCP 实用指南. 2 版. 北京：北京大学医学出版社

夏培元，修清玉，马金昌. 2009. 药物临床试验实施与质量管理. 北京：人民军医出版社

ICH E6. 2016. Guideline for Good Clinical Practice

六、修订记录

版本号	修订日期	修订原因/内容	起草者	审核者	生效日期	修订后版本号

模板 1.13

××机构文件		文件编码	
起草者（注：初订文件）或 修订者（注：修订文件）		版本号/版本日期	
审核者		批准日期	
批准者		颁布日期	

机构办公室秘书职责

一、目的

明确临床试验机构秘书岗位工作职责，以保证完成其岗位任务，特制订本职责。

二、范围

本职责适用于临床试验机构办公室秘书。

三、职责

1. 在机构办公室主任领导下，负责办公室日常文秘工作。

2. 负责起草机构管理制度、职责及标准操作规程和工作计划、工作总结。

3. 负责收集对试验方案及其附属文件、各项 SOP 的修订申请，组织审核修订并做好审核修订记录。

4. 负责与申办者/CRO 进行临床试验文件的接收、审核，并负责与专业科室的交接和记录。

5. 负责与伦理委员会的沟通，协助对临床试验相关文件进行初始审查和跟踪审查，协助申办者和研究者报告和记录严重不良事件。

6. 负责协助主任组织相关人员参加院内外 GCP 培训，负责组织临床试验方案启动培训，并负责会议的签到、记录及会务工作。

7. 负责机构办公室文件资料的管理，保证文件资料管理完整有序；负责及时更新相关资料，包括研究者履历、培训情况等。

8. 协助机构质量管理工作。

9. 协助审核临床试验经费到账和使用情况，并进行经费的结算。

10. 负责与申办者/CRO 和各中心的联络协调工作；记录并保存研究过程中重要的书信、电话、电子邮件和人员来访及其他相关信息。

11. 负责省药品临床研究备案表的填写与备案。

12. 负责完成机构办公室主任交给的其他工作。

四、附件

无。

五、参考文献

国家食品药品监督管理局. 2003. 药物临床试验质量管理规范

国家食品药品监督管理局. 2007. 药品注册管理办法

国家食品药品监督管理局. 2010. 药物临床试验伦理审查工作指导原则

国家卫生和计划生育委员会. 2016. 涉及人的生物医学研究伦理审查办法

田少雷，邵庆翔. 2012. 药物临床试验与 GCP 实用指南. 2 版. 北京：北京大学医学出版社

王宁，马杰. 2010. 药物临床试验机构办公室秘书工作职责的探讨与体现. 中国医药导刊，12（3）：
531

夏培元，修清玉，马金昌. 2009. 药物临床试验实施与质量管理. 北京：人民军医出版社

六、修订记录

版本号	修订日期	修订原因/内容	起草者	审核者	生效日期	修订后版本号

模板 1.14

××机构文件		文件编码	
起草者（注：初订文件）或 修订者（注：修订文件）		版本号/版本日期	
审核者		批准日期	
批准者		颁布日期	

机构质量管理员职责

一、目的

明确临床试验机构质量管理员岗位工作职责，以保证其在药物临床试验实施过程中实行监督检查工作任务，特制订本职责。

二、范围

本职责适用于临床试验机构办公室质量管理员。

三、职责

1. 在机构办公室主任领导下，负责临床试验实施过程中各个环节的质量检查。

2. 负责检查各专业科室设施、条件是否符合试验要求，参与项目的研究者资质是否合格，研究者是否按职责要求进行试验。

3. 负责审核知情同意书签署的规范性。

4. 负责检查临床试验是否严格遵照试验方案和标准操作规程执行，同时掌握试验进程。

5. 负责核查研究者观察、发现的内容是否及时记录，数据记录是否完整、准确、真实、规范；检查不良事件和严重不良事件是否按规定处理、记录与随访，严重不良事件是否按规定报告。必要时进行溯源检查或核对受试者电话、住址与身份。

6. 负责检查机构药库和专业科室试验药物的使用记录，包括数量、运送、接收、发放、应用后剩余药物的回收与销毁等是否符合 GCP 规定及相关规定。

7. 负责检查实验室质量控制的落实，包括实验室环境条件、人员资格、制度与职责、仪器设备运行状态、操作规程等，并监控实验室评价的质量。

8. 负责在质量检查中及时发现问题，及时反馈和提出整改意见，及时了解整改情况，进行整改后评价并记录。发现重大问题及时向主要研究者、机构办公室主任报告，并记录处理意见。

四、附件

无。

五、参考文献

高荣,李见明. 2012. 我国药物临床试验机构的发展、定位和职责探讨. 中国临床药理学杂志,28(9):
    714-717
国家食品药品监督管理局. 2003. 药物临床试验质量管理规范
国家食品药品监督管理局. 2007. 药品注册管理办法
国家食品药品监督管理局. 2010. 药物临床试验伦理审查工作指导原则
国家卫生和计划生育委员会. 2016. 涉及人的生物医学伦理审查办法
田少雷,邵庆翔. 2012. 药物临床试验与 GCP 实用指南. 2 版. 北京:北京大学医学出版社
夏培元,修清玉,马金昌. 2009. 药物临床试验实施与质量管理. 北京:人民军医出版社
ICH E6. 2016. Guideline for Good Clinical Practice

六、修订记录

版本号	修订日期	修订原因/内容	起草者	审核者	生效日期	修订后版本号

模板 1.15

××机构文件		文件编码	
起草者（注：初订文件）或 修订者（注：修订文件）		版本号/版本日期	
审核者		批准日期	
批准者		颁布日期	

机构档案管理员职责

一、目的

明确临床试验机构档案管理员岗位工作职责，为保证机构档案文件管理符合规范要求，特制订本职责。

二、范围

本职责适用于临床试验机构办公室档案管理员。

三、职责

1. 在机构办公室主任领导下，负责机构档案室的管理工作。

2. 严格执行临床试验资料档案管理制度，负责临床试验资料的登记、保存与归档等。

3. 负责临床试验法律法规、制度、指导原则及上级管理部门下发的各种文件资料，以及办公室文件类包括机构管理人员和各专业科室研究人员的履历、学历/资历证书、培训证书、培训资料、培训记录等资料的保存与管理。

4. 负责机构与各专业科室制订的各版本的制度、职责与标准操作规程的归档保存与管理。

5. 负责临床试验项目文件类（在研项目档案、完成项目档案）资料的保存。

6. 负责临床试验项目的资料档案的归档，包括方案及其相关文件、试验用药物和相关物资的接收/发放记录、伦理审查档案、实验室检查相关档案、试验协议等的归档。

7. 负责审核试验各阶段文件资料是否齐全，保证保存、归档符合 GCP 相关要求。

8. 负责档案文件查阅的管理，对查阅过程记录并保存。

9. 执行档案室防护措施，符合防火、防盗、防霉、防潮、防光、防尘、防虫、防高温、防污染等要求；定期检查以确保正常运转；定期进行通风、除湿等工作。

四、附件

无。

五、参考文献

国家食品药品监督管理局. 2003. 药物临床试验质量管理规范

国家食品药品监督管理局. 2007. 药品注册管理办法

国家食品药品监督管理局. 2010. 药物临床试验伦理审查工作指导原则

国家卫生和计划生育委员会. 2016. 涉及人的生物医学研究伦理审查办法

胡蕙慧，元唯安. 2014. 浅谈药物临床试验档案管理. 解放军医院管理杂志，2：199-200

田少雷，邵庆翔. 2012. 药物临床试验与 GCP 实用指南. 2 版. 北京：北京大学医学出版社

夏培元，修清玉，马金昌. 2009. 药物临床试验实施与质量管理. 北京：人民军医出版社

六、修订记录

版本号	修订日期	修订原因/内容	起草者	审核者	生效日期	修订后版本号

模板 1.16

××机构文件		文件编码	
起草者（注：初订文件）或 修订者（注：修订文件）		版本号/版本日期	
审核者		批准日期	
批准者		颁布日期	

机构药库管理员职责

一、目的

明确临床试验机构药库管理员岗位工作职责，为保证临床试验用药的验收、保存、发放、回收、退回等环节管理规范有序，特制订本职责。

二、范围

本职责适用于临床试验机构药库管理员。

三、职责

1. 负责试验用药物及相关物资的接收、验收、保管、发放、回收、退回等环节的管理。参加法规及项目培训，保证试验用药物管理符合《药物临床试验质量管理规范》及试验方案要求。

2. 严格按照药物的贮存条件分类、分区、分柜管理试验用药物，定期清点和检查，并详细记录。

3. 负责向专业科室药管员发放试验用药物及相关物资，试验结束后与科室药管员核对剩余试验用药物和空包装，并详细记录。

4. 负责将剩余药物退回给申办者，并详细记录。

5. 负责督促申办者将药品销毁记录复印件返回至药库。

6. 负责对机构药库温湿度进行监测和管理，并定时详细记录。

7. 负责所有温湿度记录仪的定期计量检查。

8. 负责在临床试验项目结束后，将药物记录的全部资料递交至机构办公室审阅并归入项目档案。

四、附件

无。

五、参考文献

国家食品药品监督管理局. 2003. 药物临床试验质量管理规范
国家食品药品监督管理局. 2007. 药品注册管理办法

国家食品药品监督管理局. 2010. 药物临床试验伦理审查工作指导原则

国家卫生和计划生育委员会. 2016. 涉及人的生物医学研究伦理审查办法

田少雷，邵庆翔. 2012. 药物临床试验与 GCP 实用指南. 2 版. 北京：北京大学医学出版社

夏培元，修清玉，马金昌. 2009. 药物临床试验实施与质量管理. 北京：人民军医出版社

ICH E6. 2016. Guideline for Good Clinical Practice

六、修订记录

版本号	修订日期	修订原因/内容	起草者	审核者	生效日期	修订后版本号

模板 1.17

××机构文件		文件编码	
起草者（注：初订文件）或 修订者（注：修订文件）		版本号/版本日期	
审核者		批准日期	
批准者		颁布日期	

专业科室负责人职责

一、目的

明确临床试验机构专业科室负责人岗位工作职责，为保证药物临床试验项目规范有序开展，特制订本职责。

二、范围

本职责适用于临床试验专业科室负责人。

三、职责

1. 专业科室负责人全面负责临床试验的组织、协调、实施和质量保证。

2. 负责组织人员撰写本专业临床试验的各项管理制度/职责及标准操作规程，随时进行新增与修订，保证 SOP 具有可操作性。

3. 负责组织研究团队。配合机构办公室组织研究者参加各级各类 GCP 培训，熟悉相关法律、法规。保证研究者有充分的时间在方案规定的期限内完成临床试验。

4. 负责配合机构办公室进行试验流程及试验方案的培训，落实试验的准备（仪器、抢救设备、资料、药物等），并授权主要研究者（注：专业科室负责人也可以作为主要研究者，指定项目负责人）。

5. 负责临床试验所需医疗设施、实验室设备及时到位并正常运转。

6. 督促执行临床试验药物管理、资料管理和质量管理标准操作规程，以保证临床试验药物、资料管理及临床试验的质量。

7. 负责与主要研究者对临床试验项目质控中发现的问题及时进行整改，严重的质量问题及时报告机构办公室，按照机构有关管理规定进行相应处罚。

8. 确保本专业临床试验的原始数据记录符合 GCP 有关要求，并配合监查员、稽查员及药品监督管理部门的检查，确保临床试验质量。

9. 对临床试验中出现的重大问题及时向相关部门报告，提出是否提前中止或暂停该项临床试验，写出书面申请并阐明理由，并将最终结果及时通知受试者。

10. 临床试验结束后，负责或督促做好试验的总结和后续的管理工作。

四、附件

无。

五、参考文献

国家食品药品监督管理局. 2003. 药物临床试验质量管理规范

夏培元，修清玉，马金昌. 2009. 药物临床试验实施与质量管理. 北京：人民军医出版社

ICH E6. 2016. Guideline for Good Clinical Practice

六、修订记录

版本号	修订日期	修订原因/内容	起草者	审核者	生效日期	修订后版本号

模板 1.18

××机构文件		文件编码	
起草者（注：初订文件）或 修订者（注：修订文件）		版本号/版本日期	
审核者		批准日期	
批准者		颁布日期	

主要研究者职责

一、目的

明确药物临床试验项目主要研究者岗位工作职责，为保证药物临床试验项目规范有序开展，特制订本职责。

二、范围

本职责适用于临床试验专业科室主要研究者。

三、职责

1. 主要研究者必须具有医学专业本科以上学历及本专业高级技术职务，经过 GCP、临床试验流程和技术培训。

2. 组织或参加过临床试验，对临床试验研究方法具有丰富的专业知识和经验，或者能得到本专业有经验的研究者在学术上的指导；有权支配参与该试验的人员和使用该项试验所需的设备。

3. 熟悉 GCP，遵守国家有关法律、法规和道德规范；参与撰写本专业药物临床试验的各项管理制度/职责及标准操作规程（包括本专业临床试验方案设计 SOP、急救预案 SOP、仪器使用 SOP、不良反应处理 SOP、常规操作 SOP 等）。

4. 参与制订、修订与审核试验方案及相关文件，并提交伦理委员会审核，包括临床试验的初始审查、跟踪审查等，经伦理委员会批准后实施；负责落实研究团队包括研究者、项目质控员、资料管理员、药物管理员及研究助理的分工与授权等。

5. 负责与机构办公室主任、申办者/CRO 共同制订临床试验协议书，确定各方的相应职责，并商定临床试验费用。

6. 负责与机构办公室共同组织临床试验项目启动培训，包括试验方案及其相关文件的培训。

7. 在试验中负责做出与临床试验相关的医疗决定，保证受试者在试验期间出现不良事件及严重不良事件时得到及时有效的处理，负责严重不良事件的报告及紧急破盲，负责临床试验记录文件的审核。

8. 负责试验进度及试验的质量，检查研究者是否按照试验方案和标准操作规程进行研究，负责督促和检查项目质控员、药物管理员、资料管理员的工作，接受药品监管部门的检查或申办者/CRO 的检查、稽查，以及机构内部的质量检查，对存在的问题进行及时整改。

9. 试验结束时，负责从报告格式的规范性、试验方案的依从性、统计报告分析结果的准确性和结论的可靠性等方面组织临床试验的讨论及小结或总结报告的撰写，负责向机构办公室递交结题报告。

四、附件

无。

五、参考文献

国家食品药品监督管理局. 2003. 药物临床试验质量管理规范

国家食品药品监督管理局. 2007. 药品注册管理办法

国家卫生和计划生育委员会. 2016. 涉及人的生物医学研究伦理审查办法

王晓霞，李育民，陈民民. 2011. 明确研究者职责是做好临床试验重要的一环. 中国药物与临床，11（1）：116-117

夏培元，修清玉，马金昌. 2009. 药物临床试验实施与质量管理. 北京：人民军医出版社

ICH E6. 2016. Guideline for Good Clinical Practice

六、修订记录

版本号	修订日期	修订原因/内容	起草者	审核者	生效日期	修订后版本号

模板 1.19

××机构文件		文件编码	
起草者（注：初订文件）或 修订者（注：修订文件）		版本号/版本日期	
审核者		批准日期	
批准者		颁布日期	

项目负责人职责

一、目的

明确药物临床试验项目负责人岗位工作职责，为保证药物临床试验项目规范有序开展，特制订本职责。

二、范围

本职责适用于临床试验专业科室项目负责人。

三、职责

1. 项目负责人必须具有医学专业本科以上学历及本专业中级或高级技术职务，经过GCP、临床试验流程和技术培训。

2. 参加过临床试验，对临床试验研究方法具有一定的专业知识和经验或者能得到本专业有经验的研究者在学术上的指导；协助主要研究者支配参与该试验的人员和使用该项试验所需的设备。

3. 熟悉 GCP，遵守国家有关法律、法规和道德规范；参与撰写本专业药物临床试验的各项管理制度/职责及标准操作规程（包括本专业临床试验方案设计 SOP、急救预案 SOP、仪器使用 SOP、不良反应处理 SOP、常规操作 SOP 等）。

4. 参与制订、修订试验方案及相关文件；负责协助主要研究者落实试验的分工。

5. 协助主要研究者与机构办公室共同组织参加临床试验的研究者进行试验方案及其相关文件的培训。

6. 详细阅读和了解试验方案的内容，并严格按照方案执行，了解并熟悉试验用药物的性质、作用、疗效及安全性，同时应掌握临床试验进行期间发现的所有与该药有关的新信息。

7. 负责知情同意的告知、签署及所有的原始记录。

8. 在试验中协助主要研究者做出与临床试验相关的医疗决定，保证受试者在试验期间出现不良事件及严重不良事件时得到及时有效的救治。

9. 负责协助主要研究者检查研究者是否按照试验方案和标准操作规程进行研究，负责督促和检查项目质控员、药物管理员、资料管理员的工作，接受药品监管部门的检查或申办者/CRO 的检查、稽查，以及机构内部的质量检查，对存在的问题进行及时整改。

10. 试验结束时，协助主要研究者从报告格式的规范性、试验方案的依从性、统计报告分析结果的准确性和结论的可靠性等方面组织临床试验的讨论及小结或总结报告的撰写，负责向机构办公室递交结题报告。试验结束后，负责督促药物管理员将本项目剩余药物返还至药库；负责督促资料管理员将本项目试验资料及相关文件交至机构档案室，档案管理员验收签字后归档。

四、附件

无。

五、参考文献

国家食品药品监督管理局. 2003. 药物临床试验质量管理规范

国家食品药品监督管理局. 2007. 药品注册管理办法

国家卫生和计划生育委员会. 2016. 涉及人的生物医学研究伦理审查办法

王晓霞，李育民，陈民民. 2011. 明确研究者职责是做好临床试验重要的一环. 中国药物与临床，
　11（1）：116-117

夏培元，修清玉，马金昌. 2009. 药物临床试验实施与质量管理. 北京：人民军医出版社

ICH E6. 2016. Guideline for Good Clinical Practice

六、修订记录

版本号	修订日期	修订原因/内容	起草者	审核者	生效日期	修订后版本号

模板 1.20

××机构文件		文件编码	
起草者（注：初订文件）或 修订者（注：修订文件）		版本号/版本日期	
审核者		批准日期	
批准者		颁布日期	

研究者职责

一、目的

明确药物临床试验研究者岗位工作职责，为保证药物临床试验项目规范有序开展，特制订本职责。

二、范围

本职责适用于临床试验专业科室研究者（研究医师和研究护士）。

三、职责

1. 研究医师

（1）研究医师必须具有医学专业本科以上学历和相应专业技术职务，经过 GCP、临床试验流程和技术培训。

（2）参与撰写本专业临床试验的各项管理制度/职责及标准操作规程（包括本专业临床试验方案设计 SOP、急救预案 SOP、仪器使用 SOP、不良反应处理 SOP、常规操作 SOP 等）。

（3）必须详细阅读和了解试验方案的内容，并严格按照方案执行。

（4）必须了解并熟悉试验用药物的性质、作用、疗效及安全性，同时应掌握临床试验进行期间发现的所有与该药有关的新信息。

（5）必须保证有充分的时间在方案规定的期限内完成临床试验，必须向参加临床试验的所有工作人员说明有关试验的资料、规定和职责，确保有足够数量并符合试验方案的受试者进入临床试验。

（6）必须向受试者说明经伦理委员会同意的有关试验的详细情况，并取得知情同意书。

（7）负责做出与临床试验相关的医疗决定，保证受试者在试验期间出现不良事件及严重不良事件时得到及时适当的治疗。

（8）有义务采取必要的措施以保障受试者的安全，并记录在案。在临床试验过程中发生严重不良事件，必须及时向主要研究者汇报，采取适当的治疗措施，同时报告相关部门（药监部门、卫生行政部门、机构办公室、伦理委员会、申办者）、记录及随访。

（9）必须保证将试验中的数据真实、准确、完整、及时、合法地记录于病历，并正确地填写至 CRF。

（10）接受申办者/CRO 派遣的监查员或稽查员的监查、稽查及药品监督管理部门的稽查和视察，以及机构质量管理人员和本专业项目质控员的检查，确保临床试验质量。

（11）临床试验完成后，负责将本项目试验资料及相关文件交至资料管理员，并参与主要研究者组织的临床试验讨论及小结或总结报告的撰写。

（12）与主要研究者中止一项临床试验必须通知受试者、申办者/CRO、机构办公室、伦理委员会和药品监督管理部门，并阐明理由。

2. 研究护士

（1）护士长负责确保临床试验所需的护理人员及时到位，保证病房医疗仪器和设备正常运转，并负责督促研究护士严格遵守各项管理制度，严格执行各项标准操作规程，以保证试验的质量。

（2）研究护士应具有护理专业学历和相应专业技术职务，经过 GCP、临床试验流程和技术培训。

（3）参与撰写本专业临床试验的各项管理制度/职责及护理操作的标准操作规程。

（4）详细阅读和了解试验方案的内容，严格按照方案执行，并按照各项标准操作规程完成治疗护理工作，认真填写试验中各种与护理相关的表格。

（5）了解并熟悉试验药物的性质、作用、疗效及安全性等信息。

（6）负责协助研究医师向受试者说明经伦理委员会同意的有关试验的详细情况，取得知情同意书，并注意了解受试者心理状态及生活习惯，督促受试者遵守作息时间和有关制度，做好相关指导工作。

（7）负责住院受试者按照试验方案的要求用药，严密观察受试者用药后反应，发现异常立即通知研究医师，做好应急抢救工作，并按照要求及时、正确地做好护理记录和床前交班。

（8）负责临床试验受试者生物样品的采集、运送、交接等，并记录、签名、注明日期。

（9）接受申办者/CRO 派遣的监查员或稽查员的监查、稽查及药品监督管理部门的稽查和视察，以及机构质量管理人员和本专业项目质控员的检查，确保临床试验质量。

（10）临床试验完成后，负责将本项目护理相关试验资料及相关文件交至资料管理员，并参与主要研究者组织的临床试验的讨论。

四、附件

无。

五、参考文献

国家食品药品监督管理局. 2003. 药物临床试验质量管理规范

国家食品药品监督管理局. 2007. 药品注册管理办法

国家卫生和计划生育委员会. 2016. 涉及人的生物医学研究伦理审查办法

王晓霞，李育民，陈民民. 2011. 明确研究者职责是做好临床试验重要的一环. 中国药物与临床，

　　11（1）：116-117

夏培元，修清玉，马金昌. 2009. 药物临床试验实施与质量管理. 北京：人民军医出版社

ICH E6. 2016. Guideline for Good Clinical Practice

六、修订记录

版本号	修订日期	修订原因/内容	起草者	审核者	生效日期	修订后版本号

模板 1.21

××机构文件		文件编码	
起草者（注：初订文件）或 修订者（注：修订文件）		版本号/版本日期	
审核者		批准日期	
批准者		颁布日期	

研究助理职责

一、目的

明确药物临床试验项目研究助理岗位工作职责，为保证药物临床试验项目规范有序开展，特制订本职责。

二、范围

本职责适用于临床试验专业科室研究助理。

三、职责

1. 具有医学相关专业学历，经过 GCP、临床试验流程和技术培训。

2. 详细阅读和了解试验方案的内容，并严格按照方案执行。

3. 了解并熟悉试验用药物的性质、作用、疗效及安全性，同时应掌握临床试验进行期间发现的所有与该药有关的新信息。

4. 协助研究者进行临床试验受试者的筛选和随访。

5. 负责将试验中的原始数据真实、准确、完整、及时、合法地转抄或转录至 CRF 或电子 CRF。

6. 负责填写受试者筛选入组表、受试者鉴认代码表、完成试验受试者编码目录表。接受申办者/CRO 派遣的监查员或稽查员的监查、稽查及药品监督管理部门的稽查和视察，以及机构质量管理人员和本专业项目质控员的检查，确保临床试验质量。

7. 完成研究者交给的其他权限范围内的工作。

四、附件

无。

五、参考文献

国家食品药品监督管理局. 2003. 药物临床试验质量管理规范
国家食品药品监督管理局. 2007. 药品注册管理办法
夏培元，修清玉，马金昌. 2009. 药物临床试验实施与质量管理. 北京：人民军医出版社
ICH E6. 2016. Guideline for Good Clinical Practice

六、修订记录

版本号	修订日期	修订原因/内容	起草者	审核者	生效日期	修订后版本号

模板 1.22

××机构文件		文件编码	
起草者（注：初订文件）或 修订者（注：修订文件）		版本号/版本日期	
审核者		批准日期	
批准者		颁布日期	

专业科室药物管理员职责

一、目的

明确药物临床试验项目专业科室药物管理员岗位工作职责，为保证药物临床试验中试验药物的规范管理，特制订本职责。

二、范围

本职责适用于临床试验专业科室药物管理员。

三、职责

1. 专业科室药物管理员必须具有护理或医疗专业学历和相应专业技术职务，经过GCP、临床试验流程和技术培训。

2. 参与撰写本专业药物临床试验的各项管理制度/职责及相应的标准操作规程。

3. 详细阅读和了解试验方案中有关试验药物管理的内容，并严格按照方案执行；了解并熟悉试验药物的性质、作用、疗效及安全性；保证所有试验用药物仅用于该临床试验的受试者，不得转交任何非临床试验参加者。

4. 负责从机构药库领取试验用药物（包括应急信封）及试验相关物资等，应详细记录领取药物的名称、编号、批号、数量、效期、领取日期等，签名并注明日期。

5. 负责试验用药物在专业科室的单独保存，同时必须严格执行临床试验药物管理标准操作规程，包括试验用药物的领取、储存、分发、使用、回收与记录。

6. 负责根据研究医师开具的临床试验专用处方或医嘱按受试者入组的先后顺序及药物编码从小到大的顺序逐例发药，或按中心随机分配的指令发药，其剂量与用法应严格遵守试验方案，并详细记录试验用药物发放及回收情况。

7. 负责指导受试者按照试验方案用药，督促受试者填写服药记录日记卡。

8. 负责及时返还试验中剩余药物、空包装、未用包装、应急信件及相关物资至机构药库管理员并记录。

9. 负责抢救药品的齐备并保证其在使用有效期内。

10. 接受申办者/CRO派遣的监查员或稽查员的监查、稽查及药品监督管理部门的稽查和视察，以及机构质量管理人员和本专业项目质控员对试验用药物的供给、使用、储藏及剩余药物处理过程的检查，确保临床试验质量。

四、附件

无。

五、参考文献

国家食品药品监督管理局. 2003. 药物临床试验质量管理规范

国家食品药品监督管理局. 2007. 药品注册管理办法

夏培元，修清玉，马金昌. 2009. 药物临床试验实施与质量管理. 北京：人民军医出版社

ICH E6. 2016. Guideline for Good Clinical Practice

六、修订记录

版本号	修订日期	修订原因/内容	起草者	审核者	生效日期	修订后版本号

模板 1.23

××机构文件		文件编码	
起草者（注：初订文件）或 修订者（注：修订文件）		版本号/版本日期	
审核者		批准日期	
批准者		颁布日期	

专业科室资料管理员职责

一、目的

明确药物临床试验项目中专业科室资料管理员岗位工作职责，为保证药物临床试验项目文件资料的规范完整，特制订本职责。

二、范围

本职责适用于临床试验专业科室资料管理员。

三、职责

1. 专业科室资料管理员应具有相应专业和技术职务，经过 GCP、临床试验流程和技术培训。

2. 参与撰写本专业临床试验的各项管理制度职责及相应的标准操作规程。

3. 负责科室临床试验书面文件资料的保存与管理，实行分类放置。

4. 负责专业科室临床试验通用文件（各项管理制度职责、标准操作规程、急救预案等）的保存与管理。

5. 负责专业科室项目资料（国家食品药品监督管理总局及伦理批件、研究者手册、试验方案、知情同意书、研究病历、CRF、受试者服药记录等）的保存与管理，每项临床试验的项目资料单独立卷保存。

6. 负责临床试验记录文件（知情同意书、研究病历、CRF、受试者服药日记卡）的领取、分发、回收和保存。分发和回收的临床试验记录文件必须在科室资料登记本上详细记录。

7. 负责在所有受试者试验观察结束后收回临床试验记录文件，交主要研究者审核，并及时交机构办公室复审后存入机构档案室。

8. 临床试验结束后，负责将本项目资料及相关文件交机构档案管理员，验收签字后由机构档案室保管。

9. 未经科室负责人/主要研究者和机构办公室许可，临床试验文件一律不得外借。

10. 接受申办者/CRO 派遣的监查员或稽查员的监查、稽查及药品监督管理部门的稽查和视察，以及机构质量管理人员和本专业项目质控员的检查，确保临床试验质量。

四、附件

无。

五、参考文献

国家食品药品监督管理局. 2003. 药物临床试验质量管理规范
国家食品药品监督管理局. 2007. 药品注册管理办法
夏培元，修清玉，马金昌. 2009. 药物临床试验实施与质量管理. 北京：人民军医出版社
ICH E6. 2016. Guideline for Good Clinical Practice

六、修订记录

版本号	修订日期	修订原因/内容	起草者	审核者	生效日期	修订后版本号

模板 1.24

××机构文件		文件编码	
起草者（注：初订文件）或 修订者（注：修订文件）		版本号/版本日期	
审核者		批准日期	
批准者		颁布日期	

项目质控员职责

一、目的

明确药物临床试验项目质控员岗位工作职责，为保证药物临床试验项目实施过程中质量可控，特制订本职责。

二、范围

本职责适用于临床试验专业科室项目质控员。

三、职责

1. 专业科室项目质控员由主要研究者按照试验项目授权，必须具有医学专业本科以上学历和相应专业技术职务，经过 GCP、临床试验流程和技术培训。

2. 参与撰写本专业临床试验的各项管理制度职责及标准操作规程。

3. 详细阅读和了解试验方案的内容，了解并熟悉试验流程。

4. 负责对临床试验项目进行质量检查，内容为以下几点。

（1）临床试验开始前，本专业科室设施与条件符合试验要求，研究者资质合格，研究者均经过试验方案的培训，研究者的分工和签名样张在机构办公室备案。

（2）临床试验过程中，受试者的知情同意、受试者的入选、试验药物的管理、试验资料的管理、检测结果的真实性与完整性、原始数据的记录与保存、CRF 的填写、严重不良事件的处理与报告、方案的依从性等均遵守相关制度的规定并严格执行标准操作规程。

（3）临床试验结束时，各阶段文件资料齐全，保存、归档符合 GCP 相关要求。

5. 负责将检查情况及时记录，及时向研究者反馈检查中发现的问题，提出整改意见，并监督研究者予以纠正，发现重大问题及时向主要研究者/项目负责人和机构办公室报告，并记录处理意见。

6. 试验过程中接受来自申办者/CRO 的监查与稽查、药品监督管理部门的稽查与视察或机构内部的质量检查，督促整改存在的问题。

四、附件

无。

五、参考文献

国家食品药品监督管理局. 2003. 药物临床试验质量管理规范

国家食品药品监督管理局. 2007. 药品注册管理办法

夏培元，修清玉，马金昌. 2009. 药物临床试验实施与质量管理. 北京：人民军医出版社

ICH E6. 2016. Guideline for Good Clinical Practice

六、修订记录

版本号	修订日期	修订原因/内容	起草者	审核者	生效日期	修订后版本号

（王慧萍　谢　波　瞿紫红　周　人　杨　玥　陈　红　厉伟兰）

第二章　药物临床试验应急预案

第一节　概　　述

（一）定义

临床试验应急预案是指临床试验机构为最大程度地减少受试者损害、突发事件及其造成的损害，预先制订的能迅速、科学、有序应对临床试验中的受试者损害及突发事件的工作方案。

（二）制订原则

1. 依据充分　临床试验应急预案的编制应依据国家食品药品监督管理总局（CFDA）制订的《药物临床试验质量管理规范》《药物临床试验伦理审查工作指导原则》及国务院办公厅颁布的《突发事件应急预案管理办法》等有关法律法规和制度，紧密结合实际，合理确定内容，切实提高针对性、实用性和可操作性。

2. 统一规范　制订应急预案应当在开展风险评估和应急资源调查的基础上进行。编制过程中应标明编制预案的目的、范围、指导原则、处理措施、应急预案流程、附件等。

（三）制订要求

1. 应急预案是各研究者降低受试者损害、规避各种风险的基础。临床试验过程中建立受试者损害和突发事件的防范处理是保护受试者安全的重要措施之一。虽然试验药物的安全性有一定的前期实验研究为基础，但其风险仍然远远大于成熟的临床医疗工作，因此受试者损害和突发事件应急预案应该是各机构都必须考虑制订的。

（1）针对受试者损害的应急预案应明确受试者损害的种类（药物不良反应、不良事件及严重不良事件）、相应责任人（专业科室负责人、主要研究者及项目负责人）、急救流程、处理措施（救治、记录、报告、随访）等内容。

（2）针对公共突发事件[突发公共卫生事件、自然灾害（火灾、水灾、地震及极端天气等）、事故灾难（停电、停水等）、社会安全事件等]的应急预案应明确组织指挥机制、应急专项处置小组、资源布局、不同种类突发事件发生后的资源调用程序等内容。

2. 各专业科室根据专科不同特色还应制订专业特色的急救预案及不良反应处理预案，如心血管专业的急性左心衰竭急救预案、呼吸专业的呼吸衰竭急救预案等。

3. 各机构还应根据各自的具体情况制订一些特定应急预案，包括特定突发事件应急预案和特定医护人员损害应急预案等。

（1）特定突发事件应急预案：各机构的突发事件防范处理并不仅限于本书中提及的突发公共卫生事件、自然灾害、事故灾难和社会安全事件等，临床试验的各种处理预案也要根据机构的具体情况具体制订。例如，精神专科医院的应急预案还应包括冲动伤人、自伤、自缢、窒息（噎食）、触电、烫伤、吞服异物和精神科药物过量等应急预案。

（2）特定医护人员损害应急预案：在临床试验实施过程中，应保护临床医护人员的职业安全，如传染病专科医院还可制订"医护人员艾滋病病毒职业暴露防护应急处理预案"，从而有效预防和控制医护人员艾滋病病毒职业暴露的发生，并确保职业暴露后能及时得到恰当处置和防护，进而保障医护人员的职业安全。

4. 本书仅提供机构制订的受试者损害应急预案和突发事件应急预案。

（王慧萍　谢　波　陈　红　周　人）

第二节　应急预案推荐模板

模板 2.01

××机构文件		文件编码	
起草者（注：初订文件）或 修订者（注：修订文件）		版本号/版本日期	
审核者		批准日期	
批准者		颁布日期	

受试者损害应急预案

一、目的

为了及时、有效地防范和处理临床试验中受试者损害，保证受试者的急救过程高效快速，特制订本预案。

二、范围

本预案适用于临床试验机构办公室、各专业科室及所有与应急预案有关的科室及人员。

三、流程图

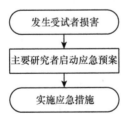

四、应急预案

（一）指导原则

1. 贯彻统一领导、分级负责、反应及时、措施果断、加强合作的原则。

2. 参加临床试验人员按照职责要求，各负其责。

3. 制订临床试验各个环节的标准操作规程，参加试验人员严格按标准操作规程执行，减少差错事故的发生。

4. 在临床试验期间，研究人员密切观察受试者用药后出现的各种反应，及时发现不良反应、不良事件或严重不良事件，给予及时有效的处理，并积极随访。

（二）相关定义

1. 药物不良反应（ADR）　在按规定剂量正常应用药品的过程中产生的有害而非所期望的、与药品应用有因果关系的反应。

2. 不良事件（AE）　患者或临床试验受试者接受一种药品后出现的不良医学事件，但并不一定与治疗有因果关系。

3. 严重不良事件（SAE）　临床试验过程中发生的需住院治疗、延长住院时间、伤残、影响工作能力、危及生命或死亡、导致先天畸形等事件。

（三）处理措施

1. 药物不良反应处理措施

（1）治疗：研究者根据受试者症状、体征或实验室检查结果、出现时间、持续时间、程度进行相应处理。

（2）记录：应将其症状、体征或实验室检查结果、出现时间、持续时间、程度和处理措施、经过等记录于原始病历，由研究者签名并注明日期。

2. 不良事件处理措施

（1）治疗：研究者应立即给予救治，并向主要研究者报告，初步判断与试验药物之间的因果关系、相关性及损害的程度，根据病情决定必要的诊断与治疗措施，决定是否终止临床试验。

（2）记录：研究者应填写不良事件报告表，记录不良事件及所有相关症状的描述、发生时间、终止时间、程度及发作频度、因不良事件所做的检查、是否需要治疗（如需要，记录所给予的治疗）、不良事件的最终结果、是否与应用试验药物有关（研究者应将所有不良事件进行药物相关性分析，判断不良事件是否与试验药物有关）等，保证记录真实、准确、完整、及时、合法，签名并注明日期。对试验期间出现的所有不良事件，不管是否与试验用药有因果关系，研究者均应在原始病历中记录，并转抄至 CRF 中。

（3）随访：所有不良事件都应追踪调查，直到妥善解决或病情稳定，对化验异常者，应追踪至正常或稳定在基线范围，追踪随访方式可以根据不良事件的轻重程度选择住院、门诊、家访、电话、通信等方式。

3. 严重不良事件处理措施

（1）救治：研究者、主要研究者或接诊医生为第一责任人，按照急救预案立即采取必要的处理措施。专业科室不能独立处理的严重不良事件，由机构办公室负责协调，指派相关人员会诊及协助救治；情况紧急时，由医护人员急送至重症监护病房（ICU）救治；根据研究者判断，需要查明所用试验药物的种类时，由主要研究者决定是否紧急破盲，根据标准操作规程拆开应急信件，并及时抢救，在原始病历中述明理由、签字并注明日期。研究者将处理结果通知临床试验监查员，同时在研究病历、CRF 中详细记录紧急破盲的原因、日期并签字。

（2）报告：一旦发生严重不良事件，研究者应立即向主要研究者报告，初步判断与试验药物之间的因果关系、相关性及损害的程度，并迅速通知机构办公室。如在节假日或夜间，当班医护人员应立即通知医院医疗行政总值班工作人员，由总值班通知主要研究者和机构办公室负责人。机构办公室应当在 24 小时内向伦理委员会、申办者、省级食品药品监督管理局和国家食品药品监督管理总局、卫生行政部门报告。

（3）记录：研究者应在原始病历和 CRF 中记录受试者的症状、体征、实验室检查，损害出现的时间、持续时间、程度、是否与应用试验药物有关、处理措施和经过等，记录应按 GCP 要求，做到真实、准确、完整、及时、合法，并妥善保管受试者病历资料和 CRF，同时在 24 小时内填写严重不良事件报告表，记录报告时间、方式，签名并注明日期。

（4）随访：研究者应根据病情决定随访时间，在随访过程中给予必要的处理和治疗措施，直到妥善解决或病情稳定。若化验异常应追踪至恢复正常，以确保将受试者损害降至最低，充分保证受试者安全，并详细记录随访经过和处理结果。

（四）处理受试者损害的流程

详见防范和处理医疗中受试者损害流程图（附件 1：防范和处理受试者损害流程）。

1. 应急预案流程

（1）一旦出现受试者损害，研究者应第一时间迅速而有重点地进行病史询问和检查。

（2）项目负责人立即通知主要研究者尽快赶到现场指导应急工作，并做好抢救准备。主要研究者启动应急预案，尽快分析判断不良事件、严重不良事件与试验药物的关系，排除原发病本身因素（注：此条可根据机构的研究组织结构中专业科室负责人、主要研究者、项目负责人等人的权限而定）。

2. 实施应急措施

（1）对受试者出现不良事件、严重不良事件按上述相应处理措施进行救治，并按流程报告、记录和随访。

（2）对受试者出现的急、重症按急救流程和相应急救标准操作规程（附件 2：临床试验急救流程）进行救治，情况紧急的立即联系 ICU 医师会诊，必要时转运至 ICU 救治，同时研究者应在原始病历中详细记录。

五、附件

附件 1：防范和处理受试者损害流程。

附件 2：临床试验急救流程。

六、参考文献

国家食品药品监督管理局. 2003. 药物临床试验质量管理规范

田少雷，邵庆翔. 2012. 药物临床试验与 GCP 实用指南. 2 版. 北京：北京大学医学出版社

ICH E6. 2016. Guideline for Good Clinical Practice

七、修订记录

版本号	修订日期	修订原因/内容	起草者	审核者	生效日期	修订后版本号

附件 1

防范和处理受试者损害流程

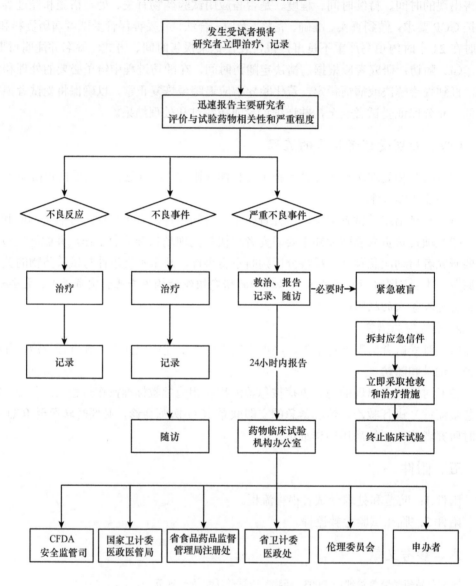

附件 2

临床试验急救流程

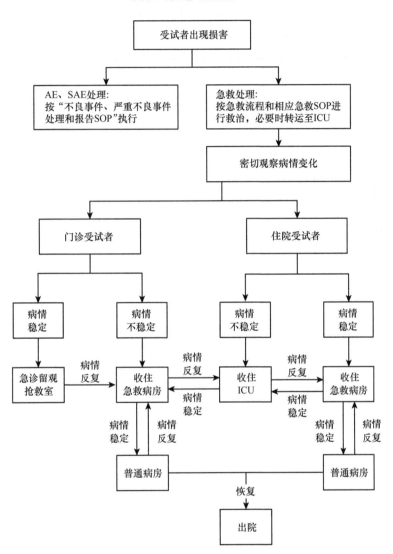

模板 2.02

××机构文件		文件编码	
起草者（注：初订文件）或 修订者（注：修订文件）		版本号/版本日期	
审核者		批准日期	
批准者		颁布日期	

突发事件应急预案

一、目的

为了及时、有效地防范和处理临床试验中可能出现的突发事件，特制订本预案，保证药物临床试验规范有序开展。

二、范围

本预案适用于临床试验机构办公室、各专业科室及所有与应急预案有关的科室及人员。

三、流程图

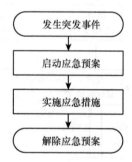

四、应急预案

（一）指导原则

遵循预防为主、常备不懈的方针，贯彻统一领导、分级负责、反应及时、措施果断、依靠科学、依法管理、加强合作的原则。

（二）相关定义

特指外界因素造成临床试验不能按预定研究方案完成的突发性事件。这些事件包括突发公共卫生事件及自然灾害（火灾、水灾、地震及极端天气等）、事故灾难（停电、停水等）、社会安全事件等造成临床试验不能按预定研究方案正常进行的事件。突发公共卫生事件是指突然发生，造成或者可能造成社会公众健康严重损害的重大传染病疫情、群体性不明原因疾病和职业中毒及其他严重影响公众健康的事件。

（三）应急预案

1. 突发公共卫生事件处理的应急预案

（1）信息报告：科室发现突发公共卫生事件，应立即报告医院相关职能部门，并向医院突发公共卫生事件处置小组（注：此处根据各医院制订的相关文件补充内容）报告，并在规定的时限内向上一级行政部门或疾病预防控制中心报告。突发公共卫生事件处置小组应当对突发事件进行综合评估，初步判断突发事件的类型，根据事态严重程度决定是否启动突发事件应急预案。

（2）启动应急预案：应急预案启动后，医院各部门应当根据预案规定的职责要求，服从突发公共卫生事件处置工作组的统一指挥，立即到达规定岗位，采取有关控制措施，包括以下几点。

1）应急通讯：医院迅速制订院领导值班表，保证一名院领导24小时值班，全面负责突发事件；医务处每日有专职人员24小时值班；所有相关人员24小时手机开通，确保联络通畅。接到通知的人员必须在10分钟内无条件赶到指定地点。

2）人员调配：应急人员的应急调配由医务处、护理部及人事部门共同负责，根据事件的性质确定并选择应急人员，通知医疗队队员在规定时间内赶赴医院。

3）物资、后勤保障：平时定期开展突发事件应急处理相关知识、技能的培训，定期组织进行突发事件应急演练，推广最新知识和先进技术；建立应急物资储备库，储备应急设施、设备、救治药品、医疗器械、资金及其他物资和技术等；有关应急物资的配备由药学部门、设备管理部门和后勤总务部门负责调配。

4）感染/现场控制：医院各科室采取卫生防护、消杀处理措施，在感染管理科指导下防止交叉感染和污染。安保部门负责突发公共卫生事件急救通道的通畅、现场医疗秩序的维护及院内的安全。

5）救援及转送：急诊科为医院承担救治突发公共卫生事件患者的第一科室，接诊医务人员应向护送人员了解事件性质、病员病情及处理情况，医务人员需严格遵守防护措施，对患者进行紧急医疗救护和现场救治；对需要转送的患者，应当按照规定将患者及其病情介绍送至指定的医疗机构。

（3）记录：书写详细、完整的病历记录。

（4）培训和演练：平时针对突发公共卫生事件的性质进行应急处理相关知识、技能的培训和演练，随时做好应急准备工作。

2. 突发自然灾害处理的应急预案

（1）信息报告：自然灾害发生时，医院应立即与"119"或"110"联系，并向突发事件应急领导小组（注：此处根据各医院制订的相关文件补充内容）报告，节假日或夜间应立即报告医院总值班，由总值班通知上述小组，接受小组负责人的指示，同时由院长办公室向全院通告紧急状况，相关职能部门做好各自工作。

（2）启动应急预案：应急预案启动后，医院各部门应当根据预案规定的职责要求，服从突发事件应急领导小组的统一指挥，立即到达规定岗位，采取有关的控制措施，包括以下两点。

1）人员调配：应急领导小组成员和医院 24 小时应急抢救队伍（注：此处根据各医院制订的相关文件补充内容）的人员，均需无条件地投入到紧急救援工作中，根据自然灾害严重程度，再抽调在院医护人员组成紧急救援队伍，确保在院患者和受灾群众得到及时救助。

2）物资、后勤保障：完善救灾储备管理制度，确保应对自然灾害的急救药品、设备设施的供应。应急物资可采取储备与应急调运相结合的方式。

（3）记录：对处置过程进行详细、完整的记录。

（4）宣传、培训和演习：向全院广泛宣传自然灾害救助应急预案有关内容，通过各种形式，宣传、普及自然灾害应急办法及抗灾救灾、现场救护的科学知识，增强职工防灾减灾意识，提高现场救护技能，重视救灾业务学习和培训，适时组织预案演练，提高应急反应能力。

3. 停电停水事故处理的应急预案

（1）信息报告：一旦科室突然停电、停水，医护人员应当立即电话通知后勤保障突发事件处置工作组（注：此处根据各医院制订的相关文件补充内容），节假日或夜间应立即报告总值班，由总值班通知上述小组。后勤管理人员在接到通知后立即安排水电应急抢修人员赶赴现场紧急抢修，尽快恢复供电供水。

（2）启动应急预案：应急预案启动后，医院各部门应当根据预案规定的职责要求，服从后勤保障突发事件处置工作组的统一指挥，立即到达规定岗位，采取有关的控制措施，包括以下几点。

1）后勤总务部门应急程序

A. 计划性停电、停水：在停电前 30 分钟到配电室，做好切换备用第二电源的前期检查；停电时要在 15 分钟为保证备用第二电源的正常启动和输送；在停电前 10 分钟，将全部客用电梯停置 1 楼；做好备用第二电源运行记录及恢复市电供电后的记录。医院备有蓄水池，通过二次供水可以起到应急效果。

B. 临时性停电、停水：如停电时间较短（10 分钟之内），应等待市电来后送高低压电，如停电时间较长，应立即准备切换备用第二电源；医院内部原因停电时，要查明停电原因属于高压电路还是低压电路，如果高压电路出现故障，医院电工立即导入备用电源，应及时与供电部门抢修班联系，尽快恢复，保证用电；如果医院低压电路出现故障，应快速查明原因，按照操作规定恢复电路。如停水时间较短，通过二次供水可以起到应急效果；如停水时间较长，应立即准备启动应急预案；医院内部原因停水时，要查明停水原因，及时抢修，在最短时间内消除故障，恢复供水。

2）部门科室应急程序：各科室接到停水、停电通知，务必提前安排好工作，避开该时间段进行的相关检查或治疗。对于临床试验方案中要求当天检测的标本，应在确保标本质量的前提下妥善保存，待供水或供电恢复后再行检测。

（3）记录：对处置过程进行详细、完整的记录。

（4）预防措施

1）停电：电工日常应做好备用第二配电设备的维护保养工作，保证第二电源随时投入使用；电工平时要掌握供电知识和操作规范，注意操作安全；临床科室常规备有应急灯、电筒等照明用物，定期检查，保持完好状态；后勤总务部门要组织进行应急停电演练，每年1～2次，通过演练，使大家熟悉掌握突发停电的应急处置程序，确保患者安全。

2）停水：日常做好供水管路、阀门的检查，发现问题及时处理；对维修人员进行培训，使之都能知晓应急供水、布局及操作流程；供水维修人员实行 24 小时值班制度，并保证与各科室的联系，做到24 小时随叫随到。

（四）操作要求

1. 一旦出现突发事件，研究者应第一时间迅速通知相关科室并逐级上报。

2. 尽快对突发事件进行综合评估，初步判断突发事件的类型，根据事态严重程度决定是否启动突发事件应急预案，同时研究者应在原始病历中详细记录突发事件的处理过程。突发事件应急处理流程（附件：突发事件应急处理流程）。

五、附件

突发事件应急处理流程。

六、参考文献

国家食品药品监督管理局. 2003. 药物临床试验质量管理规范

田少雷，邵庆翔. 2012. 药物临床试验与 GCP 实用指南. 2 版. 北京：北京大学医学出版社

ICH E6. 2016. Guideline for Good Clinical Practice

七、修订记录

版本号	修订日期	修订原因/内容	起草者	审核者	生效日期	修订后版本号

附件

突发事件应急处理流程

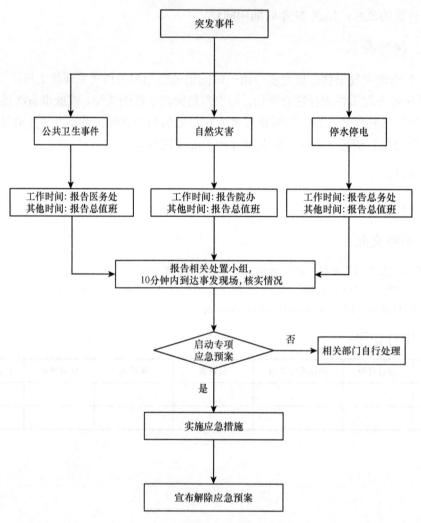

（注：以上流程仅作为案例推荐）

（王慧萍 谢 波 陈 红 周 人）

第三章 药物临床试验标准操作规程

第一节 概 述

（一）定义

临床试验标准操作规程（standard operation procedure，SOP）是指临床试验机构及专业科室为有效实施和完成临床试验中各项环节并确保临床试验质量，所拟定的标准和详细的书面规程。

（二）制订原则

1. 依据充分 SOP 应严格遵循 CFDA 制定的 GCP、《药物临床试验机构资格认定办法（试行）》《药品注册管理办法》及《药物临床试验伦理审查工作指导原则》等相关法律法规的要求，并结合临床试验的特点及实际情况对某一操作行为的过程进行细化和量化，切实提高 SOP 的针对性、实用性和可操作性。

2. 统一规范 SOP 的内容应涵盖目的、范围、流程图、具体标准操作规程、附件、参考文献和修订记录等内容。SOP 应为采用描述性语言规范操作行为的文字记述，简单易懂。如涉及关键词、专业术语等应按照国家有关标准或国际通用原则书写。SOP 应根据自身特点统一规范，包括信息框、页面设置、页眉页脚、编码系统和正文等内容的格式，便于查阅、检索和管理。

3. 合理可行 SOP 应在不断实践的基础上进一步总结成为当前条件下可实现的最优操作程序。为严格控制影响试验结果的主客观因素，并减少不同研究人员或同一研究人员在不同时间操作上的随意性，SOP 的核心就是把应做的工作流程化和精细化，使得任何人经过合格培训后都能很快有序地按照流程完成相应的工作内容。

4. 不断完善 SOP 的制订并不是一成不变的，应定期审核，经论证需及时修改的应及时按程序修改、补充、完善和更新。当出现下列几种情况应考虑对 SOP 进行全面修订：①法律法规或技术规范有新进展；②实施者提出 SOP 与实际操作出现差异；③实施者反映意见或发生异常事件；④常规的定期修订。一般情况下当个别 SOP 或局部内容与实际操作出现不一致时，可对相应的内容随时做局部修改。

（三）制订要求

1. 机构及专业科室 SOP 的制订应根据相关法律法规，并根据机构的相关管理制度内容制订切实可行的 SOP。管理制度是纲领性文件，SOP 是管理制度的具体实施和落实，切忌生搬硬套。

2. 临床试验 SOP 应覆盖试验所有的管理环节和操作流程。

（1）一般情况下，药物临床试验 SOP 的制订可以按照机构、专业科室和辅助科室的组织结构分门别类制订，按照适用范围可分为机构通用类和专业类 SOP，以避免交叉重复制订或各类 SOP 不一致的情况。机构通用类 SOP 一般由机构办公室牵头组织撰写、讨论，审核批准后全院各个相关科室均应照此执行，在此基础上其他相关科室撰写具有专业特点的 SOP，作为本专业需要执行的专业 SOP。例如，传染病专科医院的专业科室可制订"感染隔离技术 SOP"，一些特殊疾病还可制订"受试者管理 SOP"等。

（2）根据 SOP 的内容和适用环节，又可以分为管理类 SOP，如制订 SOP 的 SOP、项目运行 SOP、临床试验立项 SOP、临床试验启动和培训 SOP、临床试验质量管理 SOP、临床试验资料档案管理 SOP、临床试验药物管理 SOP、试验数据管理 SOP、机构药库管理 SOP、中心药房管理 SOP 等，以及流程类 SOP，如不良事件和严重不良事件处理 SOP、严重不良事件报告 SOP、紧急破盲 SOP、实验室检测及质量控制 SOP、受试者招募与筛选 SOP、受试者知情同意 SOP、中止临床试验 SOP、试验数据记录 SOP、临床试验结题 SOP 等。

3. SOP 覆盖药物临床试验全过程的各个环节，是个不断补充完善的过程，本书提供了一般常用的几个 SOP 模板，仅作为机构制订 SOP 时的参考依据，机构应根据实际情况制订完整的操作性强的 SOP，以保证机构药物临床试验规范开展。

（王慧萍　谢　波　周　人　杨　玥）

第二节 标准操作规程推荐模板

模板 3.01

××机构文件		文件编码	
起草者（注：初订文件）或 修订者（注：修订文件）		版本号/版本日期	
审核者		批准日期	
批准者		颁布日期	

制订 SOP 的 SOP

一、目的

为使临床试验机构、各专业科室起草、审核、批准、发布和修订 SOP 的工作有章可循，特制订本规程，以从程序上保证标准操作规程的制订、修订与废止工作规范有序。

二、范围

本 SOP 适用于临床试验机构办公室、各专业科室。

三、流程图

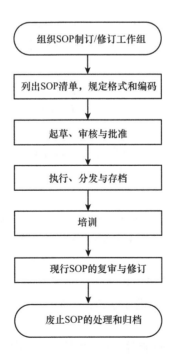

四、标准操作规程

（一）组织 SOP 制订/修订工作组

机构办公室组织机构人员与专业科室人员组成 SOP 制订/修订工作组，工作组成员应熟悉机构/专业科室工作和技术要求规范，依据现行 GCP 标准，严格按照"SOP 格式模板"（附件 1：SOP 格式）制订 SOP。

（二）列出 SOP 清单，规定格式和编码

1. 列出 SOP 清单 SOP 制订/修订工作组逐条写下机构/专业科室操作过程的所有步骤，并组织、分解和命名每个步骤，形成 SOP 类别与目录。

2. 规定格式（注：此处可根据机构具体情况制订此格式）

（1）页面设置：A4 页面，页边距为普通选项，上下边距分别为 2.54cm，左右边距分别为 3.17cm。

（2）SOP 信息框：标题，黑体五号字；正文，楷体五号字；英文及数字，Times New Roman 五号字。

（3）页眉和页脚：中文，宋体小五号字；英文及数字，Times New Roman 小五号字。

（4）SOP 文件名：对齐方式，居中对齐；大纲级别，1 级；间距，段前 0.5 行，段后 0.5 行；中文，黑体四号字；英文及数字，Times New Roman 四号字，各单词首字母大写。

（5）正文

1）正文等级

A. 第一级：一、；二、；三、……（此等级段落前空一行）；对齐方式：两端对齐；大纲级别：1 级；特殊格式：无；中文：黑体五号字；英文及数字：Times New Roman 五号字。

B. 第二级：1.；2.；3.……；对齐方式：两端对齐；大纲级别：2 级；左侧缩进 0.7 字符；特殊格式：悬挂缩进 1.35 字符；中文：宋体五号字；英文及数字：Times New Roman 五号字。

C. 第三级：1.1；2.1；3.1……；对齐方式：两端对齐；大纲级别：3 级；左侧缩进 0.5 字符；特殊格式：悬挂缩进 1.5 字符；中文：宋体五号字；英文及数字：Times New Roman 五号字。

D. 第四级：1.1.1；2.1.1；3.1.1……；对齐方式：两端对齐；大纲级别：4 级；左侧缩进–0.3 字符；特殊格式：悬挂缩进 2.3 字符；中文：宋体五号字；英文及数字：Times New Roman 五号字。

E. 第五级：1.1.1.1；2.1.1.1；3.1.1.1……；对齐方式：两端对齐；大纲级别：5 级；左侧缩进–1 字符；特殊格式：悬挂缩进 3 字符；中文：宋体五号字；英文及数字：Times New Roman 五号字。

2）正文格式：对齐方式，两端对齐；大纲级别，正文文本；特殊格式，左侧缩进 2 个字符；中文，宋体五号字；英文及数字，Times New Roman 五号字，各单词首字母大写；

列举式正文采用第三级格式。正文行间距：单倍行距。

3. 规定编码系统（注：此处可根据机构具体情况制订此编码）

（1）规定文件名与编号：每个 SOP 都应有文件名和文件编号，作为该文件的唯一识别码。

（2）确定机构/专业科室及文件代码

1）确定机构/专业科室代码：机构办公室确定机构/专业科室代码。机构/专业科室代码按照名称拼音大写首字母编码。例如，机构代码为 JG，专业科室代码为 ZYKS，妇产科代码为 FCK。

2）确定机构/专业科室文件大类代码：机构办公室确定机构/专业科室文件大类代码。机构文件分为制度职责（ZDZZ）、应急预案（YJYA）与标准操作规程（SOP）三类；专业科室文件为专有制度及标准操作规程，专业科室通用类型的制度及标准操作规程分为制度职责（ZDZZ）、应急预案（YJYA）与标准操作规程（SOP）三类，专业科室专业类型的制度及标准操作规程包括制度职责（ZDZZ）与标准操作规程（SOP）两类（附件 2：机构/专业科室文件大类、分类代码表）。

3）确定专业科室文件分类代码：机构办公室确定机构/专业科室文件分类代码。制度职责（ZDZZ）包括管理制度（GLZD）、人员职责（RYZZ）；标准操作规程包括方案设计类（FASJ）、急救处理类（JJCL）、不良反应处理类（AECL）、仪器使用类（YQSY）与常规操作类（CGCZ）（附件 2：机构/专业科室文件大类、分类代码表）。

（3）文件编码规则：按照机构/专业科室代码及文件代码确定编码规则，以 NNN-MMM-XXX.YYY-ZZ.W 格式命名编码。NNN 指机构/专业科室的代码，MMM 指文件所属大类代码；XXX 指该类别下的分类代码；YYY 指文件在本类别中的 3 位数字顺序号；ZZ 是识别 SOP 版本的 2 位数字版本号，版本号从 01 开始，01 为第一版；W 是特指该 SOP 较小修改的版本的 1 位数字顺序号，W 从 0 开始，0 为第一版。例如，ZLK-SOP-FASJ.001-03.1，即为肿瘤科第 3 版方案设计标准操作规程中第 1 个文件的第 1 次较小修改后的文件。

（4）附件编码规则：以 AP/BB.NNN-MMM-XXX.YYY-ZZ.W 格式命名文件编码。AP 是附件（appendix）的缩写，BB 是附件编号的 2 位数字顺序号。例如，AP/01.ZLK-SOP-FASJ.001-03.0，是肿瘤科第 3 版的方案设计标准操作规程中第 1 个文件的第 1 个附件。

（三）起草、审核与批准

1. SOP 制订/修订工作组讨论 SOP 清单，并达成共识。

2. 指定 SOP 工作组人员起草 SOP，并对草案进行讨论，机构及专业科室共有 SOP 起草者原则上为机构办公室主任或秘书，专业科室专有 SOP 起草者原则上为科室秘书，辅助科室 SOP 起草者原则上为科主任。

3. 征求 SOP 所涉及工作环节的相关人员的意见，汇总各方面意见进行修改。

4. 机构办公室主任（注：此处可根据机构具体情况规定）审核制订/修订后 SOP，重点为与 GCP 是否相符，是否具有可行性，与已生效文件是否相悖。机构及专业科室通用类型的 SOP 审核者原则上为机构副主任，批准者原则上为机构主任；专业科室专业类 SOP 审核、批准者原则上为科主任，辅助科室 SOP 审核、批准者原则上为机构办公室主任。

5. 定稿的 SOP 呈送机构主任审核、批准（注：此处根据机构具体情况可以对各级各类的 SOP 规定不同的人员审核、批准）。

（四）执行、分发与存档

1. SOP 版本日期即撰写定稿日期，经批准并生效执行。

2. 机构办公室秘书负责将批准后的 SOP 分发给机构/专业科室负责人与护士长，签署"SOP 发放/回收表"（附件 3：SOP 发放/回收表），旧版本回收并废止。

3. 机构办公室保存一套签字的原始现行版本 SOP 纸质版文件作为 SOP 主文件，并保存其电子版。

（五）培训

1. 机构办公室/专业科室组织所有临床试验相关人员进行现行版本 SOP 培训。

2. 机构办公室组织 SOP 执行情况检查，以保证所有临床试验相关人员的工作遵照最新版本的 SOP 执行。

（六）现行 SOP 的复审与修订

1. 复审　机构办公室主任与秘书每 3 年或应机构/专业科室要求组织对 SOP 进行复审，并记录审查日期。

2. 修订

（1）以下情况（不限于）需要对 SOP 进行修订：①法律法规或技术规范有新进展；②实施者提出 SOP 与实际操作出现差异；③实施者反映意见或发生异常事件；④常规的定期修订。

（2）修订前填写"SOP 文件修订申请/审核表"（附件 4：SOP 文件修订申请/审核表），经专业科室负责人、机构办公室主任与机构主任审核、批准后执行。

（3）SOP 的修订、批准、发布、培训与执行程序同新 SOP 制订程序。

（4）修订记录：机构办公室秘书记录修订情况，内容包括原始版本号、修订日期、修订原因/内容、起草者、审核者、生效日期及修订后版本号。

（七）废止 SOP 的处理和归档

1. 废止的旧版 SOP 主文件封面注明"废止"字样，其中完整的一套由机构办公室秘书保存在机构文件资料库中。

2. 其余废止的 SOP 回收，统一销毁并记录。

五、附件

附件 1：SOP 格式。
附件 2：机构/专业科室文件大类、分类代码表。

附件 3：SOP 发放/回收表。

附件 4：SOP 文件修订申请/审核表。

六、参考文献

国家食品药品监督管理局. 2003. 药物临床试验质量管理规范

田少雷，邵庆翔. 2012. 药物临床试验与 GCP 实用指南. 2 版. 北京：北京大学医学出版社

熊宁宁. 2014. 伦理委员会制度与操作规程. 北京：科学出版社

ICH E6. 2016. Guideline for Good Clinical Practice

七、修订记录

版本号	修订日期	修订原因/内容	起草者	审核者	生效日期	修订后版本号

附件 1

SOP 格式

一、SOP 信息框

××机构文件		文件编码	
起草者（注：初订文件）或 修订者（注：修订文件）		版本号/版本日期	
审核者		批准日期	
批准者		颁布日期	

二、页眉和页脚

页眉左侧为 SOP 文件名，右侧为文件编码；页脚第一行为××医院机构或××专业，第二行为当前页码。

三、标题

根据 SOP 内容进行提炼，简明扼要，做到顾名思义，以便于查找、使用和检查。

四、正文页

正文包括目的、范围、流程图、管理制度/职责/应急预案/标准操作规程、附件、参考文献、修订记录。具体如下。

1. 目的　对 SOP 的目的进行概述和解释：为什么要拟订这个 SOP，为什么要执行这个 SOP。

2. 范围　指出这个 SOP 什么时候执行和所适用的活动范围。

3. 流程图　标准操作规程应按照具体内容制作流程图。

4. 管理制度/职责/应急预案/标准操作规程　管理制度、职责、应急预案及标准操作规程的具体内容。

5. 附件　用表格或文件进一步解释或阐明复杂的表述。

6. 参考文献　列出 SOP 中给出的信息来源。

7. 修订记录

版本号	修订日期	修订原因/内容	起草者	审核者	生效日期	修订后版本号

附件2

机构/专业科室文件大类、分类代码表

文件	机构/专业科室文件大类		机构/专业科室文件分类	
	大类	大类代码	分类	分类代码
机构	制度职责	ZDZZ	管理制度	GLZD
			人员职责	RYZZ
	应急预案	YJYA	—	—
	标准操作规程	SOP	—	—
专业科室	制度职责	ZDZZ	管理制度	GLZD
			人员职责	RYZZ
	标准操作规程	SOP	方案设计	FASJ
			急救处理	JJCL
			仪器使用	YQSY
			不良反应处理	AECL
			常规操作	CGCZ

附件 3

SOP 发放/回收表

序号	科室	发放		回收	
		新版 SOP 版本号	签名/日期	旧版 SOP 版本号	签名/日期
1					
2					
3					
4					
5					
6					
7					
8					
9					
10					
11					
12					
13					
14					
15					
16					
17					
18					
19					
20					

附件 4

SOP 文件修订申请/审核表

SOP 版本号/版本日期:	SOP 文件编码:
SOP 标题:	
申请者:	日期:
修订原因:	
修订理由:	
修订内容:	
修订者签名/日期:	颁布日期:
审核者签名/日期:	生效日期:
批准者签名/日期:	执行日期:
修订后版本号/版本日期:	修订后 SOP 文件编码:

模板 3.02

××机构文件		文件编码	
起草者（注：初订文件）或 修订者（注：修订文件）		版本号/版本日期	
审核者		批准日期	
批准者		颁布日期	

项目运行 SOP

一、目的

为使药物临床试验项目运行管理工作有章可循，特制订本规程。

二、范围

本 SOP 适用于临床试验机构办公室、各专业科室及其他相关科室。

三、流程图

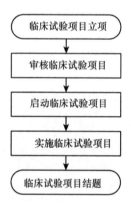

四、标准操作规程

1. 临床试验项目立项（详见《临床试验立项 SOP》）

2. 启动临床试验项目（详见《临床试验启动和培训 SOP》）

3. 实施临床试验项目

（1）专业科室负责人（注：根据机构组织结构也可以是主要研究者）负责项目的组织和实施。

（2）研究者在试验中认真执行各项制度职责、标准操作规程与临床试验方案。完成受试者知情同意书的签署、筛选、入组、随访、数据采集等临床观察的全过程。

（3）科室资料管理员进行临床试验记录文件分发、回收和保存。

（4）科室药物管理员负责领取、储藏、分发、回收药物及保管应急信件（注：此处根据机构药物管理的模式调整内容）；同时负责受试者样本的留取、送检和取回报告交至研究医师（注：也可以由 CRC 完成）。

（5）科室项目质控员对药物临床试验的质量进行检查、记录与监督整改，主要研究者负责对项目质控中发现的问题及时进行整改并督促实施。

（6）有关方案修正的管理

1）对于重大方案修正，如新增或删除治疗措施、更改入排标准、有意义的增加或减少试验药物剂量、其他影响风险受益比的重大方案修正等，或方案修正内容较多，申办者和（或）主要研究者应及时报告机构办公室和伦理委员会，伦理委员会审核后，机构办公室应组织进行方案再培训，严格按照新修正的方案开展临床试验，重新获得知情同意，保障受试者的权益与安全。机构办公室秘书负责整理再培训会议记录并归档。

2）对于较大方案修正，如研究程序的修改、增加涉及药物的重要更新资料、安全性信息修正（如增加新的不良反应）、增加入组受试者数目、改变给药方式等影响风险受益比的情况等，申办者和（或）主要研究者应及时报告机构办公室和伦理委员会，伦理委员会审核后，机构办公室/主要研究者/项目负责人组织研究人员进行方案再培训，熟悉新方案中的修正内容（附件1：临床试验方案修正汇总表），严格按照新修正的方案开展临床试验，重新获得知情同意，保证临床试验的质量，保护受试者的权益与安全。

（7）有关方案违背的处理：试验过程中，若发生严重方案违背的情况，如纳入了不符合入选标准或符合排除标准的受试者、符合中止试验规定而未让受试者退出研究、给予错误治疗或剂量、给予方案禁止的合并用药等没有遵从方案开展研究、持续违背方案、可能对受试者的权益/健康及研究的科学性造成显著影响等违背GCP原则的情况等，主要研究者应及时向机构办公室和伦理委员会报告，伦理委员会审核后，机构办公室应出具临床试验严重方案违背处理措施告知书（附件2：临床试验严重方案违背处理措施告知书），书面告知主要研究者和（或）项目负责人必须采取相应措施，如组织研究人员进行再培训、限制研究者参加临床试验的权利、安排高年资且经验丰富的研究者指导临床试验工作、拒绝受理来自该研究者的后续研究申请、加强受试者的观察与随访等，以保证在试验中严格遵循试验方案，切实保障受试者的权益与安全。

（8）机构的跟踪管理

1）机构办公室随时掌握临床试验项目的进度，及时调查、协调、解决相应的问题，并及时进行监督、检查，发现问题及时整改，以保证临床试验的质量。

2）当科室进行项目的首例筛选时，机构质量管理人员应该立即开展跟踪检查。

3）试验期间机构质量管理人员对临床试验项目进行质量检查，专业科室接受并配合检查及监查和稽查，及时发现问题并整改，确保临床试验运行质量。

4）机构办公室主任负责与主要研究者/申办者协调，及时解决试验期间出现的问题。

4. 临床试验项目结题

（1）主要研究者向机构办公室递交临床试验结题表、向伦理委员会提交伦理审查结题报告。

（2）专业科室资料管理员将临床试验记录文件收回，由主要研究者审核后，交机构办公室复审后存入机构档案室。

（3）药库管理员清点所有剩余试验用药物，退回申办者，同时将相关记录交机构档案室归档保存，机构办公室负责对试验用剩余药物的处理进行监督和管理。

（4）监查员将 CRF 原件交统计单位进行数据录入和盲态核查，研究者负责回答及填写统计单位的质疑表。

（5）机构办公室主任与专业科室负责人和（或）主要研究者和（或）项目负责人参加临床试验项目总结会议。

（6）机构办公室根据《药物临床试验质量管理规范》附录 2 的规定，审核试验进行阶段和结束阶段文件是否齐全，机构档案室负责临床试验原始资料的归档、保存和管理工作。

（7）临床试验经费在临床试验结束后由机构办公室进行结算，并由机构相关领导审核、财务部门核算。

（8）机构办公室负责向科室公布临床试验经费分配情况，科室经费由财务部核算后进入科室临床试验专用账户，由科室专人领取、发放，并如实记录分配明细。

上述项目运行情况归纳为项目运行流程（附件 3：临床试验项目运行流程）。

五、附件

附件 1：临床试验方案修正汇总表。

附件 2：临床试验严重方案违背处理措施告知书。

附件 3：临床试验项目运行流程。

六、参考文献

国家食品药品监督管理局. 2003. 药物临床试验质量管理规范

国家食品药品监督管理局. 2007. 药品注册管理办法

国家食品药品监督管理局. 2010. 药物临床试验伦理审查工作指导原则

国家卫生和计划生育委员会. 2016. 涉及人的生物医学研究伦理审查办法

田少雷，邵庆翔. 2012. 药物临床试验与 GCP 实用指南. 2 版. 北京：北京大学医学出版社

夏培元，修清玉，马金昌. 2009. 药物临床试验实施与质量管理. 北京：人民军医出版社

ICH E6. 2016. Guideline for Good Clinical Practice

七、修订记录

版本号	修订日期	修订原因/内容	起草者	审核者	生效日期	修订后版本号

附件1

临床试验方案修正汇总表

项目名称：				

申办者/CRO：				

专业科室：		主要研究者/项目负责人：		
修正申请日期：		伦理批准日期：		

修正案类别		□ 方案修正		□ 知情同意书修正
		□ 招募材料修正		□ 其他

修正案内容	方案修正	原版本号/版本日期：		修正版本号/版本日期：	
		修正内容所在章节	修正前内容	修正后内容	
	知情同意书修正	原版本号/版本日期：		修正版本号/版本日期：	
		修正内容所在章节	修正前内容	修正后内容	
	招募材料修正	原版本号/版本日期：		修正版本号/版本日期：	
		修正内容所在章节	修正前内容	修正后内容	

要求	（1）对于方案修正，自伦理委员会批准之日起，主要研究者应组织研究人员进行方案再培训，熟悉新方案中的修正内容，确保严格按照新方案开展临床试验 （2）对于知情同意书修正，自伦理委员会批准之日起，研究者应重新获取受试者知情同意书 （3）其他

主要研究者 签名/日期：	年　月　日	项目负责人 签名/日期：	年　月　日
机构办公室主任 签名/日期：	年　月　日		

附件 2

临床试验严重方案违背处理措施告知书

项目名称：						
申办者/CRO：						
专业科室：			主要研究者/项目负责人：			
方案违背情况	□ 纳入不符合入选标准或符合排除标准的受试者 □ 符合中止试验规定而未让受试者退出研究 □ 给予错误治疗或剂量 □ 给予方案禁止的合并用药等没有遵从方案开展研究 □ 持续违背方案 □ 可能对受试者的权益/健康及研究的科学性造成显著影响等违背 GCP 原则的情况 □ 其他					
处理措施告知	□ 组织研究者进行再培训 □ 限制研究者参加临床试验的权利 □ 安排高年资、经验丰富的研究者指导临床试验工作 □ 拒绝受理来自该研究者的后续研究申请 □ 研究者应加强受试者的观察与随访 □ 其他					
项目负责人 签名/日期：				年	月	日
主要研究者 签名/日期：				年	月	日
机构办公室主任 签名/日期：				年	月	日

附件 3

临床试验项目运行流程

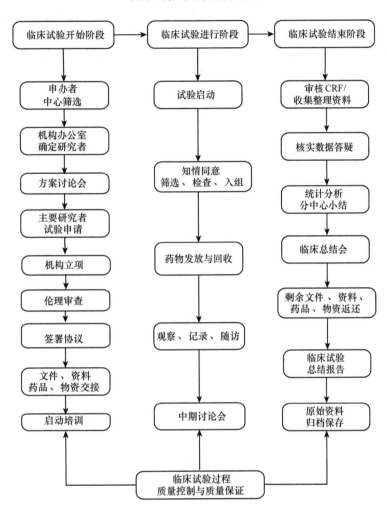

模板 3.03

××机构文件		文件编码	
起草者（注：初订文件）或 修订者（注：修订文件）		版本号/版本日期	
审核者		批准日期	
批准者		颁布日期	

临床试验立项 SOP

一、目的

保证承接的临床试验项目质量可控，流程规范，特制订本规程。

二、范围

本 SOP 适用于临床试验机构办公室、各专业科室。

三、流程图

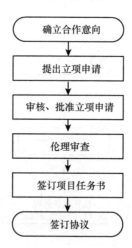

四、标准操作规程

1. 确立合作意向　申办者/CRO 与机构办公室或专业科室负责人联系临床试验项目后，机构办公室主任与专业科室负责人根据科室资质、条件、设施、人员情况、研究者手册内容、试验方案内容、临床试验有无同类项目等本机构情况及各方的情况进行评估，确立临床试验合作意向，并告知申办者/CRO。

2. 提出立项申请

（1）合作意向确立后，机构办公室主任与专业科室负责人确定主要研究者和（或）项目负责人。

（2）机构办公室主任、主要研究者和（或）项目负责人参加多中心研究者会议，针对临床试验方案、知情同意书等进行讨论。

（3）主要研究者提出立项申请，机构办公室秘书将"临床试验立项申请表"（附件：临床试验立项申请表）通过邮件发送给主要研究者，主要研究者仔细填写申请表中项目名称、试验类别、药物注册分类、试验药物基本情况、任务来源、研究团队及项目概况等内容，签名并注明日期。

（4）机构办公室秘书登记临床试验相关信息，包括申办者/CRO、项目名称、方案联系时间、监查员姓名及联系方式、专业科室、主要研究者、项目负责人、方案接收时间、方案讨论会日期等。

（5）主要研究者与申办者/CRO 仔细核对并提交以下材料。①立项申请表。②申办者/CRO 资质证明材料。③主要研究者和（或）项目负责人及团队成员的履历。④研究工作基础（包括科学文献总结、实验室工作、动物实验结果和临床前工作总结等）及研究者手册。⑤临床试验方案。⑥知情同意书（样本）。⑦知识产权归属协议。⑧项目经费来源证明。⑨相关法律法规规定应具备的资质证明。⑩机构办公室规定应提交的其他材料。

3. 审核、批准立项申请

（1）机构办公室秘书核对申请表中相关内容，并对提交材料进行形式审查。

（2）机构办公室主任审核"临床试验立项申请表"及试验相关材料后，综合专业科室意见，根据科室资质、条件、设施、人员情况、主要研究者临床试验项目在研情况等，审批申请项目在本中心专业科室进行临床试验，签名并注明日期。

（3）出现以下情形之一的，不得予以立项审核。①违反法律、法规及规章的相关规定。②违背伦理原则或科研诚信原则。③试验前期准备不足，临床试验时机尚不成熟。④相关药物可能存在质量缺陷。⑤临床试验的安全风险超出可控范围。⑥主要研究者与研究结果有直接利益关系。⑦可能存在商业贿赂或其他不当利益关系。⑧可能侵犯他人知识产权。⑨依据法律法规和国家有关规定应当禁止研究的其他情形。

4. 伦理审查　临床试验立项申请经审核批准后，本中心伦理委员会对临床试验项目进行伦理审查，并形成书面审查记录和伦理审查批件。

5. 备案　伦理审查通过后，机构办公室秘书负责向省级药品监督管理部门进行临床试验项目备案。

6. 签订协议

（1）与申办者/CRO 签订临床试验协议，明确双方权利、义务及责任分担等，项目经费应纳入财务部门统一管理。

（2）建立临床试验经费管理制度，对批准立项的临床试验经费进行统一管理。经费的收取、使用和分配应当遵循财务管理制度，实行单独建账、单独核算、专款专用，专业科室和个人不得私自收受临床试验项目经费及相关设备。

五、附件

临床试验立项申请表。

六、参考文献

国家食品药品监督管理局. 2003. 药物临床试验质量管理规范

国家食品药品监督管理局. 2007. 药品注册管理办法

国家食品药品监督管理局. 2010. 药物临床试验伦理审查工作指导原则

国家卫生和计划生育委员会. 2016. 涉及人的生物医学研究伦理审查办法

田少雷，邵庆翔. 2012. 药物临床试验与 GCP 实用指南. 2 版. 北京：北京大学医学出版社

夏培元，修清玉，马金昌. 2009. 药物临床试验实施与质量管理. 北京：人民军医出版社

七、修订记录

版本号	修订日期	修订原因/内容	起草者	审核者	生效日期	修订后版本号

附件

临床试验立项申请表

项目名称					
试验目的					
CFDA 批件号					
试验类别	□药物：□Ⅰ期　□Ⅱ期　□Ⅲ期　□Ⅳ期 □其他			药物注册分类	
试验药物 基本情况	中文名： 英文名：		商品名：	药物剂型	
任务来源	申办者	名称：			
		资质：□企业法人营业执照　□药品生产许可证　□药品 GMP 证书			
		联系人/联系电话：			
	CRO	名称：			
		资质：□企业法人营业执照			
		联系人/联系电话：			
研究团队	组长单位：			牵头 PI：	
	参研单位数：			本中心角色：□负责　□参加　□独立	
	本中心承担科室：				
	在研临床试验项目数：		科室同类临床试验项目：□有　□无		
	主要研究者	姓名：	学历：	职称：	
		是否参加过 GCP 培训：□是　□否			
	项目负责人	姓名：	学历：	职称：	
		是否参加过 GCP 培训：□是　□否			
项目概况	研究范围：　□国际　□国内			本中心承担例数：	
	研究计划时间：　　　年　月　日　至　　　年　月　日				
	适应证：				
	给药 方案	试验药：			
		对照药：			
	可能出现的不良反应：				
	对不良事件的处理措施：				
递交资料	□CFDA 批件 □申办者资质证明 　□企业法人营业执照 　□药品生产许可证 　□药品 GMP 证书 □CRO 资质证明 　□企业法人营业执照		□研究者手册 □试验方案 □研究病历 □病例报告表 □知情同意书 □主要研究者履历		

续表

递 交 资 料	□药物检验合格报告	□临床试验委托书 □组长单位伦理委员会批件

主要研究者承诺:

我已审阅临床试验相关资料,经本中心伦理委员会审核批准后同意在本专业进行临床试验,并保证在临床试验实施过程中,严格执行《药物临床试验质量管理规范》,充分保障受试者合法权益,按要求完成临床试验任务。

签名:　　　　　日期:　　年　　月　　日

机构办公室审查意见:

已审阅临床试验相关资料,综合专业科室意见,同意进行该临床试验。

签名:　　　　　日期:　　年　　月　　日

模板 3.04

××机构文件		文件编码	
起草者（注：初订文件）或修订者（注：修订文件）		版本号/版本日期	
审核者		批准日期	
批准者		颁布日期	

临床试验启动和培训 SOP

一、目的

为保证临床试验实施各个环节质量可控，培训切实有效，特制订本规程。

二、范围

本 SOP 适用于临床试验机构办公室、各专业科室。

三、流程图

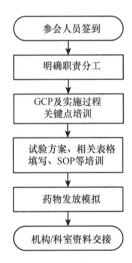

四、标准操作规程

1. 准备阶段

（1）临床试验协议签订后，申办者/CRO 按要求准备研究文件资料（研究者手册、临床试验方案、研究病历、CRF、知情同意书等）及临床试验用药物与相关物资（试管、试纸、采血针等），并将研究文件资料递送至机构办公室，临床试验用药物及相关物资递送至机构药库，交接并记录。

（2）资料、药物及物品交接完毕后，机构办公室秘书与主要研究者和（或）项目负责人及申办者/CRO 商定方案启动和培训的具体时间，并通知参与方案启动和培训人员。

（3）参与项目启动培训人员为专业科室人员（主要研究者、项目负责人、研究医师、研究助理、研究护士、药物管理员、资料管理员、项目质控员）和机构办公室人员（机构办公室主任、秘书、质量管理人员、档案管理员、药库管理员）及监查员、CRC（注：根据机构具体情况制定参会人员）。

2. 进行阶段

（1）参会人员签到表（附件 1：方案启动和培训签到表）。

（2）主要研究者对参与研究人员进行研究分工授权，被授权研究人员在研究人员授权表（附件 2：研究人员授权表）上签名，最后由主要研究者确认并签名。

（3）专业科室人员及药库管理员在研究人员声明（附件 3：研究人员声明）及研究者履历表（附件 4：研究者履历表）上签名。

（4）机构办公室主任（注：也可以是专业科室负责人、主要研究者等）对研究人员进行 GCP 主要内容及临床试验简要流程的培训，强调临床试验实施过程中的关键点，再次明确职责分工。

（5）申办者和（或）CRO 指定的人员对研究人员进行临床试验方案及与试验相关内容的培训，有关临床试验方案中涉及特殊药品使用（麻醉药品、精神药品、医疗用毒性药品等）、特殊检查等内容，针对上述内容的 SOP 对研究人员进行专题培训。

（6）研究人员针对试验方案提出疑问，申办者和（或）CRO 指定的人员对提出的问题进行解答。

（7）研究人员针对试验实施过程提出需要协调的问题，机构办公室负责进行协调。

（8）机构办公室秘书对会议内容进行记录。

3. 结束阶段

（1）机构质量管理人员、药库管理员、科室药物管理员与申办者和（或）CRO 指定的人员模拟及熟悉药物发放、回收流程，完善药物发放回收记录表，以确保临床试验有序进行（注：根据机构采取的药物管理模式制定此处的内容）。

（2）机构办公室秘书与科室资料管理员进行资料的交接并记录。①研究文件资料，包括研究病历、CRF、知情同意书、受试者日记卡等；②其他相关资料，包括临床试验用药物发放与回收记录表、研究药物储存温湿度记录表（附件 5-1：专业科室研究药物储存温湿度记录表）、受试者访视交通补贴发放记录表（附件 6：受试者访视交通补贴发放记录表）、受试者筛选入组登记表（附件 7-1：受试者筛选入组登记表）、受试者鉴认代码表（附件 7-2：受试者鉴认代码表）、完成试验受试者编码目录表（附件 7-3：完成试验受试者编码目录表）等。

（3）机构办公室秘书将研究药物储存温湿度记录表（附件 5-2：机构药库研究药物储存温湿度记录表）交机构药库管理员。

（4）机构办公室秘书负责整理方案启动和培训会议记录并归档（附件 8：临床试验方案启动和培训会议记录）。

（5）试验过程中，因工作需要新增的研究者将由机构办公室进行 GCP 及试验项目方案培训，并记录（附件 9：临床试验新增研究者培训记录表）。

（6）试验过程中，对于重大方案修正或方案修正内容较多的情况，由机构办公室组织进行方案再培训，机构办公室秘书负责整理再培训会议记录并归档。

五、附件

附件 1：方案启动和培训签到表。

附件 2：研究人员授权表。

附件 3：研究人员声明。

附件 4：研究者履历表。

附件 5-1：专业科室研究药物储存温湿度记录表。

附件 5-2：机构药库研究药物储存温湿度记录表。

附件 6：受试者访视交通补贴发放记录表。

附件 7-1：受试者筛选入组登记表。

附件 7-2：受试者鉴认代码表。

附件 7-3：完成试验受试者编码目录表。

附件 8：临床试验方案启动和培训会议记录。

附件 9：临床试验新增研究者培训记录表。

六、参考文献

国家食品药品监督管理局. 2003. 药物临床试验质量管理规范

田少雷，邵庆翔. 2012. 药物临床试验与 GCP 实用指南. 2 版. 北京：北京大学医学出版社

七、修订记录

版本号	修订日期	修订原因/内容	起草者	审核者	生效日期	修订后版本号

附件 1

方案启动和培训签到表

项目名称:

申办者/CRO:

主要研究者:　　　　　　　　　　　　项目负责人:

专业科室:　　　　　　　　　　　　　培训日期:　　年　月　日

姓名	性别	科室	职称/职务	签名

附件 2

研究人员授权表

项目名称：							

申办者/CRO：

专业科室：		主要研究者：			方案启动和培训会日期： 　　年　月　日　时		

主要研究者××对该试验项目授权如下：

姓名	学历	技术职称	授权范围（研究职责）	联系方式	姓名首字母	签名/日期

授权人签名/日期：

注：1. 授权范围包括主要研究者、项目负责人、研究医师、研究助理、研究护士、药品管理员、资料管理员、药库管理员、项目质控员、CRC。

2. 研究者、研究协助人员授权签名表同时作为签名样张。

附件 3

研究人员声明

项目名称：	
申办者/CRO：	
专业科室：	主要研究者：
声明内容	1. 我已经过 GCP 培训并取得合格证书。 2. 我已明确研究职责。 3. 我已收到研究者手册，我已知晓该试验药物的临床前研究情况，已被告知将及时收到更新的研究者手册。 4. 我已详细阅读和了解临床试验方案的内容，研究将根据《赫尔辛基宣言》和 GCP 规定的科学与伦理原则进行，将严格按照本方案设计及规定开展此项临床研究。 5. 我将在所有受试者进入研究前，向受试者说明经伦理委员会同意的有关试验的详细情况，并取得知情同意书。 6. 我将负责做出与临床试验相关的医疗决定，保证受试者在试验期间出现不良事件时及时得到适当的治疗。 7. 我有义务采取必要的措施以保障受试者的安全，并记录在案。在临床试验过程中如发生严重不良事件，应立即对受试者采取适当的治疗措施，同时报告药品监督管理部门、卫生行政部门、申办者和伦理委员会，并在报告上签名及注明日期。 8. 我保证将数据真实、准确、完整、及时地载入研究病历，将接受申办者派遣的监查员或稽查员的监查和稽查及药品监督管理部门的稽查和视察，确保临床试验的质量。 9. 我保证不拥有与作为该临床试验研究者的责任相冲突的任何经济或非经济利益、任何直接或间接的义务和责任，若存在相关利益冲突，我将主动向机构办公室声明并回避该临床试验。 10. 我承诺遵守有关临床试验所有文件档案包括方案、知情同意书、研究者手册、研究病历及 CRF 等，遵守受试者信息和相关事宜的保密原则，如违背承诺，将承担由此而导致的法律责任。
签名/日期	

附件 4

研究者履历表

姓名		性别		出生日期	
学历		学位		技术职称	
科室		行政职务			
专业特长					
单位地址和邮编				单位电话	
移动电话				传真	
电子邮箱					
学习经历 工作经历					

GCP 等相关内容 培训情况	时间	地点	组织单位	培训内容

主要临床试验经历	
近五年发表临床研究 相关论文情况	

签名： 日期： 年 月 日

附件 5-1

专业科室研究药物储存温湿度记录表

项目名称：

申办者/CRO：

专业科室：   主要研究者：

温度计型号：   储存要求：   冰箱型号：

日期 年 月	时间 （00：00）	湿度（%）	温度（℃）			记录者签名	备注
			最低	当时	最高		

附件 5-2

机构药库研究药物储存温湿度记录表

温度计型号：

日期 年　月	时间 （00：00）	湿度（%）	温度（℃）			记录者签名	备注
			最低	当时	最高		

附件 6

受试者访视交通补贴发放记录表

项目名称：

申办者/CRO：

专业科室： 主要研究者：

受试者姓名	第×次访视金额（元）	受试者签名/日期	第×次访视金额（元）	受试者签名/日期	第×次访视金额（元）	受试者签名/日期
总计						
研究者签名/日期						

附件 7-1

受试者筛选入组登记表

项目名称：

申办者/CRO：

专业科室：				主要研究者/项目负责人：				
筛选序号	姓名拼音缩写	性别	年龄	筛选日期（年/月/日）	是否入组	筛选失败原因	入组日期（年/月/日）	入选编号
				年 月 日	□是 □否		年 月 日	
				年 月 日	□是 □否		年 月 日	
				年 月 日	□是 □否		年 月 日	
				年 月 日	□是 □否		年 月 日	
				年 月 日	□是 □否		年 月 日	
				年 月 日	□是 □否		年 月 日	
				年 月 日	□是 □否		年 月 日	
				年 月 日	□是 □否		年 月 日	
				年 月 日	□是 □否		年 月 日	
				年 月 日	□是 □否		年 月 日	
				年 月 日	□是 □否		年 月 日	
				年 月 日	□是 □否		年 月 日	
				年 月 日	□是 □否		年 月 日	
				年 月 日	□是 □否		年 月 日	
				年 月 日	□是 □否		年 月 日	
				年 月 日	□是 □否		年 月 日	
				年 月 日	□是 □否		年 月 日	
				年 月 日	□是 □否		年 月 日	
				年 月 日	□是 □否		年 月 日	
				年 月 日	□是 □否		年 月 日	
				年 月 日	□是 □否		年 月 日	

附件 7-2

受试者鉴认代码表

项目名称：

申办者/CRO：

专业科室：   主要研究者/项目负责人：

序号	入选编号	住院号/门诊号	姓名	姓名拼音缩写	性别	年龄	身份证号码	家庭/单位地址	联系电话	研究者签名

附件 7-3

完成试验受试者编码目录表

项目名称：

申办者/CRO：

专业科室： 主要研究者/项目负责人：

序号	受试者编号	姓名拼音缩写	性别	住院号/门诊号	入组日期	完成试验日期	退出试验日期	退出试验原因	研究者签名
					年 月 日	年 月 日	年 月 日		
					年 月 日	年 月 日	年 月 日		
					年 月 日	年 月 日	年 月 日		
					年 月 日	年 月 日	年 月 日		
					年 月 日	年 月 日	年 月 日		
					年 月 日	年 月 日	年 月 日		
					年 月 日	年 月 日	年 月 日		
					年 月 日	年 月 日	年 月 日		
					年 月 日	年 月 日	年 月 日		
					年 月 日	年 月 日	年 月 日		
					年 月 日	年 月 日	年 月 日		
					年 月 日	年 月 日	年 月 日		
					年 月 日	年 月 日	年 月 日		
					年 月 日	年 月 日	年 月 日		
					年 月 日	年 月 日	年 月 日		
					年 月 日	年 月 日	年 月 日		
					年 月 日	年 月 日	年 月 日		
					年 月 日	年 月 日	年 月 日		
					年 月 日	年 月 日	年 月 日		

附件 8

临床试验方案启动和培训会议记录

项目名称：		
申办者/CRO：		
专业科室：	主要研究者/项目负责人：	
培训时间	年　月　日　时　分 —— 时　分	
培训地点		
参会人员	机构办公室	
	申办者	
	CRO /SMO	
	研究者	
培训流程	1. 机构办公室主任介绍 GCP 的主要内容及临床试验简要流程，强调临床试验实施过程中的关键点，明确职责分工。 2. 申办者/CRO 代表介绍研究者手册、临床试验方案、试验用药物的相关信息等内容；介绍知情同意书签署规范；试验数据的记录与报告、病例报告表填写规范；实验室检查的相关规定；不良事件/严重不良事件的处理与报告的标准操作规程等。 3. 确定研究分工，明确职责。 4. 讨论试验实施过程中的相关问题。	
培训内容记录		
记录者签名/日期		
审核者签名/日期		

注：CRO 为申办者给予书面规定委托其执行临床试验中的某些工作和任务的一种学术性或商业性的科学机构；SMO 为协助临床试验机构进行临床试验具体操作的现场管理组织。

附件 9

临床试验新增研究者培训记录表

项目名称：

申办者/CRO：

专业科室：			主要研究者：			
培训时间	姓名	培训内容	培训地点	培训单位	研究者签名	培训者签名

模板 **3.05**

××机构文件		文件编码	
起草者（注：初订文件）或 修订者（注：修订文件）		版本号/版本日期	
审核者		批准日期	
批准者		颁布日期	

临床试验质量管理 SOP

一、目的

为保证临床试验实施过程规范科学，质量可控，结果可靠，特制订本规程。

二、范围

本 SOP 适用于临床试验机构办公室、机构药物临床试验质量管理部门、各专业科室。

三、流程图

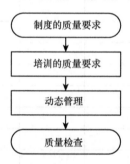

四、标准操作规程

1. 制度的质量要求

（1）机构办公室、机构药物临床试验质量管理部门、专业科室负责临床试验的具体组织、协调、实施和质量管理，严格按照 GCP 要求对临床试验的过程进行管理。

（2）机构与专业科室制订临床试验制度职责及标准操作规程，研究者履行各自的职责，严格遵循临床试验方案，采用标准操作规程，以保证临床试验规范有序。

2. 培训的质量要求

（1）机构办公室负责组织所有研究者参加 GCP 及相关法规的培训，并取得合格证书；同时不定期组织临床试验相关知识的培训，以提高临床试验的水平和能力。

（2）机构办公室组织临床试验方案启动和培训，由机构办公室及监查员对参加该试验的研究者进行培训，明确研究者的分工与各自的职责，熟悉临床试验的方案，掌握操作流程，了解试验过程中的关键点（知情同意、筛选与访视、药物的发放与回收、安全性评价、数据记录等），确保临床试验顺利进行。

3. 过程跟踪管理　机构质量管理部门负责每周/每日（注：具体根据机构质量管理体系要求设定时间段）跟踪各专业科室每个临床试验项目的筛选、入组、完成例数等试验方案的依从和完成情况，实施项目的动态管理，及时协调与解决临床试验中的困难与问题，以保证临床试验的数量、质量与进度。

4. 质量检查

（1）机构专职质量管理员，具体负责临床试验项目的质量检查、监督与管理，对每个临床试验项目进行质量检查，并填写相应记录表（附件 1：机构临床试验质量检查记录表）。

1）负责检查各专业科室设施、条件是否符合试验要求，研究者资质是否合格，研究者是否按职责要求进行试验；负责检查临床试验是否严格遵照试验方案和标准操作规程执行，同时掌握试验进程。

2）负责核查研究者观察、发现是否及时记录，数据记录是否完整、准确、真实、规范；不良事件是否按规定记录与随访，严重不良事件是否按规定报告和处理。

3）负责审核知情同意书受试者与研究者是否签字，研究者是否将联系电话留给受试者；抽查核对受试者电话、住址与身份；核对受试者是否了解并签署了知情同意书，是否知道研究者的联系电话。

4）负责检查实验室质量控制包括实验室环境条件、人员资格、制度职责、仪器设备运行状态、试验方法、标准操作规程、试验用药物的来源与管理、标准品测定考核等的落实，并监控实验室评价的质量。

5）负责审核试验各阶段文件资料是否齐全，保存、归档是否符合 GCP 相关要求。

6）对项目首次筛选受试者要进行重点检查。检查内容主要为研究者严格遵循试验方案和各项标准操作规程情况，包括记录与报告、试验药物与资料管理、生物样品的采集运送与报告、实验室检查与溯源等，并填写相应记录表。

7）负责每月定期对机构药库进行质量检查，并与药库管理员共同负责每月定期对科室药物管理情况进行质量检查，主要检查药库与科室药物管理情况，包括药物接收、储存、发放、回收、退回情况及药物的效期、温湿度记录等，并填写相应记录表（附件 2：机构药库药物管理质量检查记录表；附件 3：专业科室药物管理质量检查记录表）。

8）负责收集对试验方案及其附属文件、各项 SOP 的修订申请，组织审核修订并做好审核修订记录。

9）负责检查统计分析与数据管理的质量控制，确保统计总结报告与统计分析报告相符。

（2）机构质量管理人员负责及时向研究者反馈质量检查中发现的问题，要求及时纠正与整改，并及时检查整改情况；发现重大问题及时向主要研究者和机构办公室负责人报告，并记录处理意见。

（3）科室负责人、主要研究者、项目负责人和质量管理人员对试验质量进行具体管理、监督和保证，保证研究者均经过相应的培训；保证研究者的分工和签名样张在机构办公室备案、研究者的更换符合规定；保证实施过程中受试者的知情同意、试验药物的管理、原始数据的记录和保存、CRF 的填写、方案的依从性等均遵守相关制度的规定并严格执行标准操作规程。

五、附件

附件 1：机构临床试验质量检查记录表。

附件 2：机构药库药物管理质量检查记录表。

附件 3：专业科室药物管理质量检查记录表。

六、参考文献

蔡婷婷，单荣芳. 2014. 药物临床试验质量控制中发现的问题及改进措施. 实用药物与临床，17（9）：
    1210-1213

国家食品药品监督管理局. 2003. 药物临床试验质量管理规范

国家食品药品监督管理局. 2007. 药品注册管理办法

国家食品药品监督管理局. 2010. 药物临床试验伦理审查工作指导原则

国家卫生和计划生育委员会. 2016. 涉及人的生物医学研究伦理审查办法

田少雷，邵庆翔. 2012. 药物临床试验与 GCP 实用指南. 2 版. 北京：北京大学医学出版社

夏培元，修清玉，马金昌. 2009. 药物临床试验实施与质量管理. 北京：人民军医出版社

ICH E6. 2016. Guideline for Good Clinical Practice

七、修订记录

版本号	修订日期	修订原因/内容	起草者	审核者	生效日期	修订后版本号

附件 1

机构临床试验质量检查记录表

项目名称：

申办者/CRO：

专业科室： | 主要研究者/项目负责人：

试验类别：□药物 □Ⅰ期 □Ⅱ期 □Ⅲ期 □Ⅳ期
□其他

本次检查研究概况：筛选例数： 入组例数： 完成例数： 脱落例数：
脱落原因：□不良事件（____例） □缺乏疗效（____例） □违背方案（____例）
□失访（____例） □中止（____例） □其他（____例）

本次检查病例编码：

检查项目		检查情况	签名	
分类	具体内容	存在问题 例：××（编码）×××（问题）	研究者 /日期	质管员 /日期
知情同意书	受试者或其代理人/监护人 签名、日期、联系方式			
	研究者签名、日期、联系方式			
	筛选病例均已签署 ICF			
	ICF 副本已交给受试者保存			
	知情同意过程在原始病历/研究 病历中记录完整			
	更新版 ICF 及时重签			
方案依从性	符合入组标准			
	符合排除标准			
	符合随机化规定			
	按照更新版方案实施研究			
	按照方案规定时间进行访视			
	按照方案规定内容进行访视			
	禁用药的执行情况符合方案			
	紧急破盲记录并报告			
	方案违背及时报告伦理委员会			
研究病历	研究病历记录及时			
	研究病历记录规范			
	修改内容签名并注明日期			
	检验及辅助检查单及时粘贴			
	检验及辅助检查按随访时间顺序 粘贴			

病例报告表	病例报告表填写及时			
	病例报告表填写规范			
	记录数据与原始数据一致			
	修改内容签名并注明日期			
	合并用药记录完整			
	AE 及时记录与随访			
	SAE 及时处理、报告、记录、随访及总结			
试验药物	按照方案要求储存药物并记录			
	根据医嘱/专用处方发放药物			
	药物发放回收记录表与研究病历、CRF 记录一致			
	发放、回收记录规范			
	回收数量与发放数量一致			
	空包装均按要求回收			
	药物均在有效期内			
	温湿度记录及时规范			
实验室检查	标本及检验报告交接及时并记录			
	受试者姓名、性别等基本信息正确			
	检验及辅助检查单齐全			
	检验及辅助检查项目齐全			
	检查报告单均有研究者签名			
	检验项目可溯源			
	热敏纸报告单复印保存			
其他	受试者筛选入组登记表及时填写			
	受试者鉴认代码表及时填写			
	完成试验受试者编码目录表及时填写			
	受试者访视交通补贴发放记录表及时填写			
	试验人员均及时进行培训			
	急救设施符合要求			

续表

检查情况汇总	
	质管员签名/日期 研究者签名/日期
整改后评价	
	质管员签名/日期 研究者签名/日期

主要研究者签名/日期

机构办公室负责人签名/日期

注：整改后评价一栏填写要求，A 为已整改，B 为未整改；ICF 为知情同意书（informed consent form）。

附件 2

机构药库药物管理质量检查记录表

序号	项目名称	药品名称
1		
2		
3		
4		
5		
质量检查要求	1. 药品接收情况：药品接收过程规范、记录完整准确。 2. 药品储存情况：储存符合要求、记录完整准确。 3. 药品效期情况：效期合格、近效期标注。 4. 药品发放与回收情况：药品发放回收记录完整准确、签名规范、回收药品单独存放。 5. 药品退回情况：退回过程规范、记录完整准确。	
存在问题	签名/日期：机构质管员 药库管理员	
整改情况	签名/日期：机构质管员 药库管理员	

附件 3

专业科室药物管理质量检查记录表

专业科室（　）	序号	项目名称	药品名称
	1		
	2		
	3		
	4		
	5		
质量检查要求	1. 药品接收情况：药品接收过程规范、记录完整准确。 2. 药品储存情况：储存符合要求、记录完整准确。 3. 药品效期情况：效期合格、近效期标注。 4. 药品发放与回收情况：发放遵医嘱/处方；发放数量与记录一致；回收数量与记录一致、回收药品单独存放。 5. 药品退回情况：退回过程规范、记录完整准确。		
存在问题	签名/日期：机构质管员 药库管理员 科室药管员		
整改情况	签名/日期：机构质管员 药库管理员 科室药管员		

模板 **3.06**

××机构文件		文件编码	
起草者（注：初订文件）或 修订者（注：修订文件）		版本号/版本日期	
审核者		批准日期	
批准者		颁布日期	

临床试验资料档案管理 SOP

一、目的

为保证临床试验资料档案管理符合规定和标准，特制订本规程。

二、范围

本 SOP 适用于临床试验机构办公室、机构药物临床试验档案室、各专业科室。

三、流程图

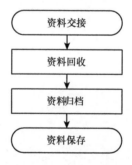

四、标准操作规程

1. 资料分类和交接

（1）资料分类：临床试验资料分为行政管理类资料、项目类资料和其他资料。

1）行政管理类资料为机构/专业科室的管理资料。包括临床试验各项制度/职责、标准操作规程、急救预案、相关培训记录等文件。

2）项目类资料为和临床试验项目相关的所有资料。其又分类为项目的管理资料及数据采集和管理资料。项目的管理资料包括药品监督管理部门批件、伦理委员会批件、各类资质文件、试验方案及修正案、知情同意书及修正版、CRF、研究者手册及更新件、项目培训文件、药检报告、试验药物管理文件、项目合同、质量管理记录、各类沟通记录、严重不良事件报告等。数据采集和管理资料为所有和临床试验数据记录有关的文件，包括受试者签署的知情同意书、受试者招募筛选和入选资料、研究病历、CRF、各类理化检查记录/结果、检测记录/结果、不良事件与严重不良事件记录、受试者记录卡等相关的记录文件等。

3）其他资料为不属于上述两类资料的文件和资料。

（2）行政管理类资料由机构档案管理员/科室资料管理员分别按照机构和专业科室资料范围用固定文件夹保存至机构/科室专用资料柜中，研究者可随时查阅，其更新需经机构办公室主任/科室负责人签字确认。

（3）项目的管理资料由机构秘书签收交档案管理员收集保存。双方交接签字并签署日期。其中项目培训资料由申办者/CRO 相关人员于临床试验启动前递送至机构办公室，机构秘书负责接收，交接双方记录、签名并签署日期[附件 1：临床试验资料接收/回收记录表（申办者/CRO—机构）]。

（4）科室资料管理员接收文件并登记后，应将文件保存于科室临床试验专用文件资料柜，单独立卷保存，封面应明确试验项目档案编码、名称和日期等。电子文件保存于单独的数据管理计算机（不与网络相连）或移动硬盘、刻录 CD 等，必须及时备份，必要时打印保存纸质备份。

2. 资料回收

（1）科室资料管理员在所有受试者试验观察结束后负责将知情同意书、研究病历、CRF和受试者记录卡等收回交主要研究者审核。

（2）临床试验结束后，科室资料管理员负责将本项目资料及相关文件交机构档案管理员验收、复审、存档、记录、签名并签署日期[附件 2：临床试验资料接收/回收/归档记录表（机构—科室）]。

（3）需交申办者/CRO 的文件资料如完成试验的 CRF，按照归档范围由档案管理员负责交接、记录、签名并签署日期（附件 3：临床试验 CRF 交接记录表）。

3. 资料归档

（1）机构秘书或档案管理员负责（注：根据机构具体情况制定这一工作职责）填写《临床试验项目备案表》（附件 4：临床试验项目备案表）及《临床试验项目信息表》（附件 5：临床试验项目信息表），并存档。

（2）临床试验资料一律不得外借；项目资料查阅仅限于临床试验的研究者、监查员、官方检查人员和相关试验项目申办者委派的稽查员。所有人员在查阅文件时必须在《机构档案室文件查阅登记表》上登记查阅日期、查阅开始/结束时间、项目名称、查阅内容、查阅目的、查阅人及其单位、联系方式并签名及注明日期。查阅完毕机构档案管理员负责检查确定文件完整后签名并注明日期。

4. 资料保存 机构与专业科室资料均由专人负责保存与管理。机构由机构档案管理员负责，科室则由科室资料管理员负责。

5. 项目档案销毁 项目档案保管期满后，由机构档案管理员联系申办者，申办者提供由负责人签名和盖章同意销毁或交第三方保管档案的文件。对于同意销毁的档案，机构办公室根据文件销毁要求，递送至医院档案管理部门专人销毁，由机构档案管理员负责见证、签名并注明日期（附件 6-1：临床试验项目档案销毁记录表）。对于递交第三方保存的档案，机构办公室根据文件转移至第三方的要求，与第三方进行交接，双方在交接记录上签字并签署日期[附件 7-1：临床试验项目档案交接记录表（与第三方）]。

6. 监查、稽查与视察 试验期间，接受申办者/CRO 派遣的监查员或稽查员的监查、稽查及药品监督管理部门的稽查和视察，以及机构办公室质量管理人员和本专业项目质控员的检查，确保临床试验文件资料管理的质量。

五、附件

附件 1：临床试验资料接收/回收记录表（申办者/CRO—机构）。

附件 2：临床试验资料接收/回收/归档记录表（机构—科室）。

附件 3：临床试验 CRF 交接记录表。

附件 4：临床试验项目备案表。

附件 5：临床试验项目信息表。

附件 6-1：临床试验项目档案销毁记录表。

附件 6-2：临床试验项目档案销毁清单。

附件 7-1：临床试验项目档案交接记录表（与第三方）。

附件 7-2：临床试验项目档案交接清单。

六、参考文献

国家食品药品监督管理局. 2003. 药物临床试验质量管理规范

国家食品药品监督管理局. 2007. 药品注册管理办法

国家食品药品监督管理局. 2010. 药物临床试验伦理审查工作指导原则

国家卫生和计划生育委员会. 2016. 涉及人的生物医学研究伦理审查中心

田少雷，邵庆翔. 2012. 药物临床试验与 GCP 实用指南. 第 2 版. 北京：北京大学医学出版社

夏培元，修清玉，马金昌. 2009. 药物临床试验实施与质量管理. 北京：人民军医出版社

七、修订记录

版本号	修订日期	修订原因/内容	起草者	审核者	生效日期	修订后版本号

附件1

临床试验资料接收/回收记录表（申办者/CRO—机构）

项目名称：

申办者/CRO：

专业科室： 主要研究者：

资料名称	接收记录				回收/销毁记录				备 注
	份数	递送者 签名/日期	接收者 签名/日期	份数	递送者 签名/日期	接收者 签名/日期	销毁者 签名/日期		
研究者 手册									
试验方案									
知情 同意书				未使用 （ ）份					
研究病历				未使用 （ ）份					
CRF				未使用 （ ）份					

附件 2

临床试验资料接收/回收/归档记录表（机构—科室）

项目名称：

申办者/CRO：

专业科室：　　　　　　　　　　　　　　　　　主要研究者：

资料名称	发放记录			回收记录			归档记录		备注
	份数	发放者 签名/日期	接收者 签名/日期	份　数	递送者 签名/日期	接收者 签名/日期	份　数	档案管理员 签名/日期	
研究者 手册									
试验方案									
知情 同意书				已使用 （　）份			已使用 （　）份		
				未使用 （　）份					
研究病历				已使用 （　）份			已使用 （　）份		
				未使用 （　）份					
CRF				已使用 （　）份			已使用 （　）份		
				未使用 （　）份					
药物临床试 验标本及 检验 报告交接 登记本									
其他									

附件 **3**

临床试验 **CRF** 交接记录表

项目名称：

申办者/CRO：

专业科室：　　　　　　　　　　　　　　　　主要研究者：

交接日期	受试者/药物编号	CRF（×联）	档案管理员签名	监查员签名	备注

附件 4

临床试验项目备案表

项目编号:

临床试验项目名称				
试验药物名称	中文名: 英文名:		对照药物名称	
试验药物注册分类	□国产　□进口　　□中药、天然药物类　　□化学药物类 □放射性药物　　□治疗用生物制品类　　□预防用生物制品类			
批件号		剂型	规格	
临床分期	□Ⅰ期（耐受性试验）　□Ⅰ期（药代动力学试验）　□Ⅱ期 □Ⅲ期　□Ⅳ期　　□生物等效性试验　　□其他			
设计总例数		参加单位数	本机构承担总例数	
是否国际多中心	□是　　　□否	是否组长单位	□是　　□否	
伦理审查类型	□中心伦理　□本机构伦理	伦理审查日期		
项目起止时间	年　月　日至　年　月　日			
研制单位		联系人姓名/电话		
申办者		联系人姓名/电话	□监查员	
CRO		联系人姓名/电话	□监查员	
组长单位		负责人姓名/电话		

参加临床试验单位情况				
研究分工	单位名称	合同例数	是否为药物临床试验机构	主要研究者姓名
组长				
参加				
参加				
参加				
参加				

本机构专业科室	1	项目负责人		主要研究者		完成例数	
	2	项目负责人		主要研究者		完成例数	
严重不良事件		□有，___例　□无		机构质量检查	□有　□无	科室质控	□有　□无
协议签署日期		年　月　日		研究费用		□支付　　□未支付	
总结报告盖章日期		年　月　日		试验资料存档日期		年　月　日	
备注		1.　年　月　日接受检查； 2.　年　月　日接受检查。					

附件 5

临床试验项目信息表

项目编号：

临床试验 项目名称	
试验设计（勾选）	□对照　　□非对照　□单盲　□双盲　□随机　□非随机　□平行　□交叉　□开放　□优效性 □非劣性　□等效性　□其他
药物用法	
临床试验适应证	
临床分期	□Ⅰ期（耐受性试验）　　　　□Ⅰ期（药代动力学试验）　　　　□Ⅱ期 □Ⅲ期　　□Ⅳ期　　　　□生物等效性试验　　　　　　　　□其他
试验药物名称	中文名：　　　　　　　　　　　　　　　　对照药物 英文名：　　　　　　　　　　　　　　　　名称
试验药物 注册分类	□中药、天然药物类　　□化学药物类　　　　□放射性药物 □治疗用生物制品类　□预防用生物制品类
CFDA批件号	剂型　　　　　　　　　　规格
试验药物	□国产□进口　　进口药品 　　　　　　　注册证号
药品批号	试验药：　　　　　　　　　　药品生产日期　　　试验药： 对照药：　　　　　　　　　　　　　　　　　　对照药：
设计总例数	参加单位数　　　　　　本机构 　　　　　　　　　　　承担总例数
是否国际多中心	□是　　　　□否　　　　是否组长单位　　□是　　□否
伦理 审查类型	□中心伦理　□本机构伦理　　伦理审查日期　　　年　　月　　日
临床试验 预期时间	年　月　日至　年　月　日
研制单位	联系人 电　话
申办者	联系人 电　话　　□监查员
CRO	联系人 电　话　　□监查员
临床试验 负责单位	负责人 电　话

临床试验单位情况

研究分工	单位名称	承担 病例数	是否为药物 临床试验机构	主要 研究者姓名
负责				
参加				
参加				
参加				
参加				

续表

本机构专业科室	1		项目负责人		主要研究者		完成例数	
	2		项目负责人		主要研究者		完成例数	

第一例签署知情同意书日期	年　月　日	最后一例签署知情同意书日期	年　月　日
试验开始时间	年　月　日	试验结束时间	年　月　日
项目启动时间	年　月　日	项目完成时间	年　月　日
不良事件	□无　□有，____人次 ____例	与药物相关例数	有关____例　无关____例
严重不良事件	□无　□有，____人次 ____例	与药物相关例数	有关____例　无关____例
严重不良事件描述			
数据处理单位名称			
数据处理人员（勾选）	□委托专业医学统计人员　　　□经过统计培训的研究者		
数据处理软件			
纳入总例数		完成例数		脱失例数	
机构质量检查	□是　　□否	科室质控	□是　　□否
协议签署日期	年　月　日	本研究支付费用	元（人民币）
总结报告盖章日期	年　月　日	试验资料存档日期	年　月　日
备注	1. 年　月　日接受____检查； 2. 年　月　日接受____检查； 3. 年　月　日接受____检查。		

附件 6-1

临床试验项目档案销毁记录表

项目名称：	
申办者/CRO：	
专业科室：	主要研究者/项目负责人：
档案在本中心 保存时间	年 月 日至 年 月 日
项目编号	

	接收部门			
销毁内容	具体销毁内容附后：临床试验项目档案销毁清单。			

接收与销毁	接收部门			
	接收日期	年 月 日	接收人签名/日期	年 月 日
	销毁日期	年 月 日	销毁人签名/日期	年 月 日

见证	见证部门	
	档案管理员签名/日期	年 月 日

附件 6-2

临床试验项目档案销毁清单

序号	文件材料名称		数量（份）
一、临床试验准备阶段			
1	国家食品药品监督管理总局批件	□	
2	企业资质文件：企业法人营业执照复印件，药品生产企业合格证复印件 注：变更申办者，需要重新提交企业资质文件和变更证明	□	
3	试验中心委托书	□	
4	试验用药品（试验药物和对照药）：检验报告书	□	
5	药品更名说明	□	
6	伦理委员会批件（复印件）	□	
7	研究者手册（包括临床前实验室资料）	□	
8	试验用药品说明书	□	
9	临床试验方案及其修正方案（已签名）	□	
10	知情同意书	□	
11	研究病历和/或 CRF	□	
12	临床试验协议书（包括财务规定），临床试验补充协议	□	
13	临床试验有关的医学、实验室检测正常值和/或正常值范围表	□	
14	医学或实验室操作的质控证明（原件存放在检验中心）	□	
15	临床试验开始前研究者培训会议记录表	□	
16	研究者履历及相关文件：主要研究者履历表，本院研究者与研究助理授权签名表 （同时作为研究者签名样张）及研究者声明	□	
17	临床试验通讯录	□	
18	试验相关物资：运货单和/或接收记录	□	
19	试验用药品：验收单（暂存放在试验用药药库）	□	
20	试验用药品的标签	□	
21	紧急破盲信封（临时保存，试验结束时归还申办者）	□	
二、临床试验进行阶段			
22	研究者手册更新件	□	
23	方案、研究病历/病例报告表、知情同意书等更新的书面情况	□	
24	新研究者的履历	□	
25	临床试验有关的医学、实验室检测正常值范围更新	□	
26	新批号试验用药品：药检证明（与批号对应），验收单	□	
27	新运送的试验用药品与试验相关物资：运货单和/或接收记录	□	
28	已签名的知情同意书	□	
29	研究病历（医疗病历由医院病案室保存原件）	□	

续表

序号	文件材料名称		数量（份）
30	病例报告表（已填写，签名，注明日期）	□	
31	研究者致申办者的严重不良事件报告	□	
32	申办者致药品监督管理局、伦理委员会的严重不良事件报告	□	
33	临床试验中期或年度报告	□	
34	与申办者、监查员的往来信件	□	
35	中期协调会议记录及纪要	□	
36	监查报告	□	
37	药物出入库明细账单	□	
38	受试者筛选表与入选表	□	
39	受试者鉴认代码表	□	
40	试验用药品使用记录表	□	
三、临床试验完成后			
41	完成试验受试者编码目录表	□	
42	试验药物销毁或退回证明	□	
43	数据疑问表	□	
44	统计计划书，盲态审核报告，统计报告	□	
45	二级揭盲，临床试验总结会议纪要	□	
46	本中心临床试验小结（盖章）	□	
47	总结报告主要研究者申明、签名表	□	
48	总结报告（主要研究者、申办者签名与盖章）	□	
49	试验完成报告（致伦理委员会、国家食品药品监督管理总局）	□	
50	向伦理委员会提交结题报告	□	
51	稽查证明件	□	
52	最终监查报告	□	
四、附件			
53	机构：试验监查记录表	□	
54	机构：药物管理检查记录表	□	
55	专业科室：试验质量自评记录表	□	
56	专业科室：试验质量保证记录表	□	
五、其他			
57		□	
58		□	
59		□	

附件 7-1

临床试验项目档案交接记录表（与第三方）

项目名称：	
申办者/CRO：	
专业科室：	主要研究者/项目负责人：

项目编号		
档案在本中心保存时间	年　　月　　日至　　年　　月　　日	
交接日期	年　　月　　日	
交接内容	具体交接内容详见附后：临床试验项目档案交接清单。	
委托方	申办者/CRO 签名/日期	年　　月　　日
递交方	机构档案管理员签名/日期	年　　月　　日
接收方	档案交接材料是否齐全	□是　　　　□否
	接收人签名/日期	年　　月　　日
机构办公室主任签名/日期		年　　月　　日

附件 7-2

临床试验项目档案交接清单

序号	文件材料名称		数量（份）
一、临床试验准备阶段			
1	国家食品药品监督管理总局批件	□	
2	企业资质文件：企业法人营业执照复印件，药品生产企业合格证复印件（注：变更申办者，需要重新提交企业资质文件和变更证明）	□	
3	试验中心委托书	□	
4	试验用药品（试验药物和对照药）：检验报告书	□	
5	药品更名说明	□	
6	伦理委员会批件（复印件）	□	
7	研究者手册（包括临床前实验室资料）	□	
8	试验用药品说明书	□	
9	临床试验方案及其修正方案（已签名）	□	
10	知情同意书	□	
11	研究病历和/或 CRF	□	
12	临床试验协议书（包括财务规定），临床试验补充协议	□	
13	临床试验有关的医学、实验室检测正常值和/或正常值范围表	□	
14	医学或实验室操作的质控证明（原件存放在检验中心）	□	
15	临床试验开始前研究者培训会议记录表	□	
16	研究者履历及相关文件：主要研究者履历表，本院研究者与研究助理授权签名表（同时作为研究者签名样张）及研究者声明	□	
17	临床试验通讯录	□	
18	试验相关物资：运货单和/或接收记录	□	
19	试验用药品：验收单（暂存放在试验用药药库）	□	
20	试验用药品的标签	□	
21	紧急破盲信封（临时保存，试验结束时归还申办者）	□	
二、临床试验进行阶段			
22	研究者手册更新件	□	
23	方案、研究病历/病例报告表、知情同意书等更新的书面情况	□	
24	新研究者的履历	□	
25	临床试验有关的医学、实验室检测正常值范围更新	□	
26	新批号试验用药品：药检证明（与批号对应），验收单	□	
27	新运送的试验用药品与试验相关物资：运货单和/或接收记录	□	
28	已签名的知情同意书	□	
29	研究病历（医疗病历由医院病案室保存原件）	□	

序号	文件材料名称		数量（份）
30	病例报告表（已填写，签名，注明日期）	□	
31	研究者致申办者的严重不良事件报告	□	
32	申办者致药品监督管理局、伦理委员会的严重不良事件报告	□	
33	临床试验中期或年度报告	□	
34	与申办者、监查员的往来信件	□	
35	中期协调会议记录及纪要	□	
36	监查报告	□	
37	药物出入库明细账单	□	
38	受试者筛选表与入选表	□	
39	受试者鉴认代码表	□	
40	试验用药品使用记录表	□	
三、临床试验完成后			
41	完成试验受试者编码目录表	□	
42	试验药物销毁或退回证明	□	
43	数据疑问表	□	
44	统计计划书，盲态审核报告，统计报告	□	
45	二级揭盲，临床试验总结会议纪要	□	
46	本中心临床试验小结（盖章）	□	
47	总结报告主要研究者申明、签名表	□	
48	总结报告（主要研究者、申办者签名与盖章）	□	
49	试验完成报告（致伦理委员会、国家食品药品监督管理总局）	□	
50	向伦理委员会提交结题报告	□	
51	稽查证明件	□	
52	最终监查报告	□	
四、附件			
53	机构：试验监查记录表	□	
54	机构：药物管理检查记录表	□	
55	专业科室：试验质量自评记录表	□	
56	专业科室：试验质量保证记录表	□	
五、其他			
57		□	
58		□	
59		□	

模板 3.07

××机构文件		文件编码	
起草者（注：初订文件）或 修订者（注：修订文件）		版本号/版本日期	
审核者		批准日期	
批准者		颁布日期	

临床试验药物管理 SOP

一、目的

为保证按照 GCP 要求规范管理临床试验药物管理，特制订本规程。

二、范围

本 SOP 适用于临床试验机构办公室、机构药库/中心药房、各专业科室。

三、流程图

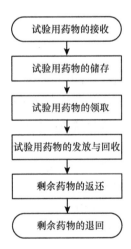

四、标准操作规程

1. 试验用药物的准备

（1）申办者负责按照试验方案要求对试验用药物进行包装及标签，并标明"临床试验专用"。

（2）在双盲试验中，试验用药物与对照药物或安慰剂在外形、气味、包装、标签及其他特征上均应一致。

（3）申办者/CRO 负责将试验用药物运送至机构药库，并按照要求进行运输过程的记录。

2. 试验用药物的接收、验收

（1）药库管理员与药物运输人员进行接收与记录，与监查员核对药物的名称、分类、编号、规格、批号、数量、剂型、有效期、储存条件、包装与标签完整性、试验用相关物资及应急信封数量、编号等，登记至《临床试验用药物、应急/随机信封及相关物资验收入库记录表》（附件 1：临床试验用药物、应急/随机信封及相关物资验收入库记录表）。

（2）接收登记手续办理完毕后，双方在《临床试验用药物、应急/随机信封及相关物资验收入库记录表》上签名并注明日期。

（3）机构质量管理人员对药物接收过程进行监督，在《临床试验用药物、应急/随机信封及相关物资验收入库记录表》上签名并注明日期。

3. 试验用药物的储存

（1）药库管理员负责将试验用药物按类别及储存要求分区存放于带锁专用储藏柜或冰箱。

（2）药库管理员需保证于工作日定时记录温湿度。若温度高于或低于规定范围，应及时开启空气调节器进行调控；湿度高于药物保存条件时，应及时开启空调除湿功能进行抽湿；湿度过低时，应采取地面洒水的方法调节空气湿度。

（3）药库管理员定期清点库存药物，予以记录。

（4）对于药库中即将到期的药物，药库管理员在《试验药物管理数据库》上登记标注，并通知相关科室药管员。

（5）精、麻、毒药品的管理包括精神药品、麻醉药品及医疗用毒性药品的管理。

1）药库设置专用保险柜存放精、麻、毒药品，其贮存条件应满足精、麻、毒药品贮存要求。

2）精、麻、毒药品实行双人验收、双人双锁保管制度，且专账记录。

4. 试验用药物的领取（注：目前试验药物管理模式主要有两类。一是采用中心药房的模式，科室在给受试者用药时到中心药房领药，科室只是短暂的临床存放。二是采用机构药库+科室药物储存室的模式，科室到机构药库领药后，在科室的试验药物储存室进行二次保存并发药，本章节主要阐述后者模式的药物管理）

（1）科室药管员分批从机构药库领取试验用药物、试验用相关物资及应急信封。

（2）科室药管员与药库管理员办理领取手续。双方逐一核对药物的名称、规格、批号、有效期、出库数量、包装完整性、出库日期等，登记至《临床试验用药物、应急/随机信封及相关物资出库记录表》（附件 2：临床试验用药物、应急/随机信封及相关物资出库记录表），并签名确认。

（3）科室药管员从药库领取药物时，药库管理员记录出库时间/温度，科室药管员按照方案要求的贮存条件将药物运送至科室，记录运送工具、到科时间/温度，并签名确认[附件 3：临床试验药物运送过程温度记录表（机构药库—科室）]。

（4）科室药管员按照药物保存要求保管试验用药物，将其分类存放于科室带锁专用储藏柜或冰箱。

（5）科室药管员于每个工作日定时记录温湿度。若温度和湿度高于或低于规定范围时，处理方法与药库相同。

5. 试验用药物的发放与回收

（1）科室药管员依照研究者开具的处方或医嘱，将药物发放给受试者或研究护士。

（2）科室药管员发放或回收试验用药物时，将受试者基本信息包括随机号、受试者姓名拼音缩写、访视点、发放日期、药物名称、发放数量、回收日期、应回收数量、实回收数量等内容登记至《临床试验用药物发放、回收记录表》（附件 4：临床试验用药物发放与回收记录表），并签名。

（3）科室药管员及研究护士严格按照试验方案要求将试验用药物发放给受试者，不得转交或转卖，不得用于其他试验，更不得给非受试者使用，发放试验用药物不得向受试者收取任何费用。

6. 剩余药物的返还

（1）科室药管员及时将剩余试验用药物、回收的空包装及未使用药物核对数量后返还机构药库。

（2）药库管理员清点剩余药物、空包装及未使用药物数量，确认与《临床试验用药物发放、回收记录表》的内容一致；核对剩余药量及已使用药量与该病例试验用药物总量相符；同时清点需回收的相关物资及应急信封数量。

（3）交接完毕后，科室药管员与药库管理员在《临床试验用药物、应急/随机信封及相关物资回收入库记录表》（附件 5：临床试验用药物、应急/随机信封及相关物资回收入库记录表）上签名。

7. 剩余药物的退回

（1）药库管理员与监查员核对剩余药物名称、批号、药物编号、回收数量、未分发数量、退回数量、随机信封编号及剩余物资等内容，登记至《临床试验用药物、应急/随机信封及相关物资退回记录表》（附件 6：临床试验用药物、应急/随机信封及相关物资退回记录表），签名并注明日期。

（2）药库管理员与监查员将剩余药物退回申办者。

（3）机构质量管理人员对药物退回过程进行监督，在《临床试验用药物、应急/随机信封及相关物资退回记录表》上签名并注明日期。

（4）申办者接收退回的剩余药物，负责将剩余药物运回并销毁，再将申办者盖章的药物销毁记录复印件递送至机构办公室。

（5）机构档案管理员将药物销毁记录复印件存档。

8. 监查、稽查与视察　药库接受机构质量管理人员的质量检查、申办者/CRO 派遣的监查员或稽查员的监查与稽查及国家/省级药品监督管理部门的稽查与视察。

五、附件

附件 1：临床试验用药物、应急/随机信封及相关物资验收入库记录表。

附件 2：临床试验用药物、应急/随机信封及相关物资出库记录表。

附件 3：临床试验药物运送过程温度记录表（机构药库—科室）。

附件 4：临床试验用药物发放与回收记录表。

附件 5：临床试验用药物、应急/随机信封及相关物资回收入库记录表。

附件 6：临床试验用药物、应急/随机信封及相关物资退回记录表。

六、参考文献

国家食品药品监督管理局. 2003. 药物临床试验质量管理规范

国家食品药品监督管理局. 2007. 药品注册管理办法

国家食品药品监督管理局. 2010. 药物临床试验伦理审查工作指导原则

国家卫生和计划生育委员会. 2016. 涉及人的生物医学研究伦理审查办法

田少雷，邵庆翔. 2012. 药物临床试验与 GCP 实用指南. 2 版. 北京：北京大学医学出版社

夏培元，修清玉，马金昌. 2009. 药物临床试验实施与质量管理. 北京：人民军医出版社

ICH E6. 2016. Guideline for Good Clinical Practice

七、修订记录

版本号	修订日期	修订原因/内容	起草者	审核者	生效日期	修订后版本号

附件1

临床试验用药物、应急/随机信封及相关物资验收入库记录表

项目名称：

申办者/CRO：

| 专业科室： | | | | | | 主要研究者： | | | | | |

临床试验用药物	药物分类	药物名称	检验报告（有/无）	批号	规格	药物编号	剂型	有效期	数量	储存条件	包装与标签完整性
											□是□否
											□是□否
											□是□否
											□是□否
											□是□否
应急随机信封	编号										
相关物资											
其他											

CRA 签名/日期：	药库管理员签名/日期：	机构质管员签名/日期：

注：CRA 为临床监查员。

附件 2

临床试验用药物、应急/随机信封及相关物资出库记录表

项目名称:

申办者/CRO:

专业科室: 主要研究者:

药物/信封/物资名称	药物/信封/物资编码	规格	批号	有效期	出库数量	包装是否完整	出库日期	药库管理员签名	科室药管员签名

附件 3

临床试验药物运送过程温度记录表（机构药库—科室）

项目名称：

申办者/CRO：

专业科室： 　　　　　　　　　　　　　主要研究者：

日期	药物名称	数量	机构药库				科室			
			出库时间	出库温度	药库管理员签名		运送工具	到科时间	到科温度	科室药管员签名

附件 4

临床试验用药物发放与回收记录表

项目名称：

申办者/CRO：

专业科室： 主要研究者：

受试者基本信息		发放记录					回收记录				备注
随机号	受试者姓名拼音缩写	访视点	发放日期	药物名称	发放数量（单位）	发放者签名	回收日期	应回收数量（单位）	实回收数量（单位）	回收者签名	

附件 5

临床试验用药物、应急/随机信封及相关物资回收入库记录表

项目名称：

申办者/CRO：

专业科室： 主要研究者：

药物/信封/物资名称	药物/信封/物资编码	规格	批号	有效期	回收入库数量	回收入库日期	科室药管员签名	药库管理员签名	备注

附件 6

临床试验用药物、应急/随机信封及相关物资退回记录表

项目名称:

申办者/CRO:

专业科室: 主要研究者:

临床试验用药物	药物名称	批号	药物编号	回收数量	未分发数	退回数量	备注
应急随机信封	编号						
剩余物资							

药库管理员签名/日期: CRA 签名/日期: 机构质管员签名/日期:

注:CRA 为临床监查员。

模板 3.08

××机构文件		文件编码	
起草者（注：初订文件）或 修订者（注：修订文件）		版本号/版本日期	
审核者		批准日期	
批准者		颁布日期	

机构药库管理 SOP

一、目的

为保证试验药物接收、储存、分发、回收、退回等各个环节管理规范，特制订本规程。

二、范围

本 SOP 适用于临床试验机构办公室、机构药库、各专业科室。

三、流程图

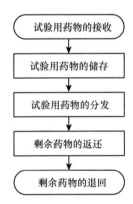

四、标准操作规程

（注：本章节主要阐述"机构药库+科室药物储存室的模式"的药库管理）

1. 试验用药物的接收

（1）申办者/CRO 负责将试验用药物运送至机构药库。

（2）药库管理员与药物运输人员进行接收与记录，与监查员核对药物的名称、分类、编号、规格、批号、数量、剂型、有效期、储存条件、包装与标签完整性、试验用相关物资及应急信封数量、编号等，登记至《临床试验用药物、应急/随机信封及相关物资验收入库记录表》。

（3）接收登记手续办理完毕后，双方在《临床试验用药物、应急/随机信封及相关物资验收入库记录表》上签名并注明日期。

（4）机构质量管理人员对药物接收过程进行监督，在《临床试验用药物、应急/随机信封及相关物资验收入库记录表》上签名并注明日期。

2. 试验用药物的储存

（1）药库管理员负责将试验用药物按类别及储存要求分区存放于常温区（10～30℃）、阴凉区（<20℃）、凉暗区（避光且<20℃）或冷藏区（2～10℃）的专用储藏柜或冰箱，实行专锁管理；专柜应与地面、墙壁、顶棚、散热器之间有相应的距离，避光并适当通风。

（2）药库管理员于工作日定时记录温湿度或检查温湿度记录系统，根据温湿度变化，利用自然通风、空气调节器、除湿机、加湿器等对药库进行温湿度调节处理，使温湿度保持在有利于药物贮藏的状态。

1）药库温湿度计一般放置在距地面 114～115cm 处，不应靠近门窗、出风口附近或墙角。

2）当库外温度、相对湿度均低于库内或者库外温度略高于库内（<3℃），但绝对湿度和相对湿度都小于库内时，可采取通风处理；通风时应注意卫生，风力不宜太大（不超过 5 级），以免带进沙尘。

3）当库外温度高于库内（≥3℃），但绝对湿度和相对湿度都小于库内或者库外温度低于库内，而绝对湿度和相对湿度都大于库内时，一般不通风，采用空气调节器进行温湿度调控。

4）当药库温度高于或低于规定范围，应及时开启空气调节器进行调控。

5）当药库湿度大于药品保存条件时，应及时开启除湿机或空调除湿功能进行抽湿；湿度过小时，应开启加湿器加湿，或采取地面洒水的方法调节空气湿度。

（3）药库采用温湿度监控系统实时监控药库温湿度，保证温湿度处于有利于药物贮存的状态。

1）药库管理员可以通过电脑实时查看药库温湿度，一旦温湿度超出正常范围，应根据具体情况立即采取相应调控措施，使温湿度及时恢复正常。

2）双休日或节假日，当温湿度超出正常范围时，系统会自动以短信形式通知药库管理员，药库管理员获知后应立即赶往现场，根据具体情况采取相应调控措施，使温湿度尽快恢复正常。

3）若温湿度监控系统发生故障，药库管理员应立即联系维修工程师，进行故障排除和系统维修，使系统尽快恢复正常；同时迅速赶往现场，查看现场状况，并采取相应温湿度调控措施，确保药库温湿度处于正常状态。

（4）药库管理员定期清点库存药物，包括试验药物品种、外观、性状、存放位置及养护时间，登记至《试验药物管理数据库》并签名；对于周期较长的试验，应针对特殊气候条件定期检查药物，防霉、防质变。

（5）对于药库中一个月内即将到期的药物，药库管理员应在《试验药物管理数据库》上登记标注，并通知相关科室药管员；到期前一周，药库管理员通知科室药管员回收药物，返还至药库。

（6）精、麻、毒药品的管理包括精神药品、麻醉药品及医疗用毒性药品的管理。

1）药库设置专用保险柜存放精、麻、毒药品，其储存条件应满足精、麻、毒药品储存要求。

2）精、麻、毒药品实行双人验收、双人双锁保管制度，且专账记录。

3. 试验用药物的分发

（1）药库管理员分批将试验用药物、试验用相关物资及应急信封分发给科室药管员。

（2）药库管理员与科室药管员办理分发登记手续。双方逐一核对药物的名称、规格、批号、有效期、分发数量、包装完整性、出库日期等，登记至《临床试验用药物、应急/随机信封及相关物资出库记录表》。

（3）分发登记手续办理完毕后，药库管理员与科室药管员在《临床试验用药物、应急/随机信封及相关物资出库记录表》上签名。

4. 试验用药物的发放与回收

（1）科室药管员依照研究者开具的处方或医嘱，将药物发放给受试者或研究护士。

（2）科室药管员发放或回收试验用药物时，应将受试者基本信息包括随机号、受试者姓名拼音缩写，发放记录包括访视点、发放日期、药物名称、数量，回收记录包括回收日期、应回收数量、实回收数量等内容登记至《临床试验用药物发放、回收记录表》，并签名。

（3）科室药管员及研究护士严格按照试验方案要求将试验用药物发放给受试者，不得转交或转卖，不得用于其他试验，更不得给非受试者使用，发放试验用药物不得向受试者收取任何费用。

5. 剩余药物的返还

（1）科室药管员及时将剩余试验用药物、回收的空包装及未使用药物核对数量后返还药库。

（2）药库管理员清点剩余药物、空包装及未使用药物数量，确认与《临床试验用药物发放、回收记录表》的内容一致；核对剩余药量及已使用药量与该病例试验用药物总量相符；清点需回收的相关物资及应急信封数量。

（3）交接完毕后，科室药管员与药库管理员在《临床试验用药物、应急/随机信封及相关物资回收入库记录表》上签名。

6. 剩余药物的退回

（1）药库管理员与监查员核对剩余药物名称、批号、药物编号、回收数量、未分发数量、退回数量、随机信封编号及剩余物资等内容，登记至《临床试验用药物、应急/随机信封及相关物资退回记录表》，签名并注明日期。

（2）药库管理员/监查员将剩余药物退回申办者。

（3）机构质量管理人员对药物退回过程进行监督，在退回记录表上签名并注明日期。

（4）申办者接收退回的剩余药物，负责将剩余药物运回并销毁，再将申办者盖章的药物销毁记录复印件递送至机构办公室。

（5）机构档案管理员将药物销毁记录复印件存档。

7. 监查、稽查与视察　药库接受机构质量管理人员的质量检查、申办者/CRO派遣的监查员或稽查员的监查与稽查及药品监督管理部门的稽查与视察。

8. 库房管理

（1）库房应保持环境整洁、门窗密闭，并具有足够的空间、符合安全要求的照明设施及良好的贮存条件。

（2）药库必须认真执行防护措施，符合防火、防盗、防霉、防潮、防光、防尘、防虫、防高温、防污染等要求；配备防湿和灭火装置；严禁放置易燃易爆品，禁止吸烟。

（3）药库管理员定期检查所有的设备设施，并按规定进行维护及保养。

五、附件

无。

六、参考文献

国家食品药品监督管理局. 2003. 药物临床试验质量管理规范

田少雷，邵庆翔. 2012. 药物临床试验与 GCP 实用指南. 2 版. 北京：北京大学医学出版社

夏培元，修清玉，马金昌. 2009. 药物临床试验实施与质量管理. 北京：人民军医出版社

七、修订记录

版本号	修订日期	修订原因/内容	起草者	审核者	生效日期	修订后版本号

模板 3.09

××机构文件		文件编码	
起草者（注：初订文件）或 修订者（注：修订文件）		版本号/版本日期	
审核者		批准日期	
批准者		颁布日期	

机构中心药房管理 SOP

一、目的

为使临床试验机构中心药房管理有章可循，特制订本规程，以从程序上保证中心药房管理工作规范有序。

二、范围

本 SOP 适用于临床试验机构办公室、中心药房。

三、流程图

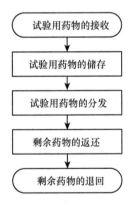

试验用药物的接收

↓

试验用药物的储存

↓

试验用药物的分发

↓

剩余药物的返还

↓

剩余药物的退回

四、标准操作规程

（注：本章节主要阐述"机构中心药房发药模式"的管理）

1. 试验用药物的接收

（1）申办者/CRO 负责将试验用药物运送至机构中心药房。

（2）药物管理员与药物运输人员进行接收与记录，与监查员核对药物的名称、分类、编号、规格、批号、数量、剂型、有效期、储存条件、包装与标签完整性、试验用相关物资及应急信封数量、编号等，登记至《临床试验用药物、应急/随机信封及相关物资验收入库记录表》。

（3）接收登记手续办理完毕后，药物管理员与监查员负责试验药物的人员在《临床试验用药物、应急/随机信封及相关物资验收入库记录表》上签名并注明日期。

（4）机构质量管理人员对药物接收过程进行监督，在《临床试验用药物、应急/随机信封及相关物资验收入库记录表》上签名并注明日期。

2. 试验用药物的储存

（1）药物管理员负责将试验用药物按类别及储存要求分区存放于常温区（10～30℃）、阴凉区（<20℃）、凉暗区（避光且<20℃）或冷藏区（2～10℃）的专用储藏柜或冰箱，实行专锁管理；专柜应与地面、墙壁、顶棚、散热器之间有相应的距离，避光并适当通风。

（2）药物管理员于每个工作日定时记录温湿度，根据温湿度变化，利用自然通风、空气调节器、除湿机、加湿器等对机构中心药房进行温湿度调节处理，使温湿度保持在有利于药物贮藏的状态。

1）机构中心药房温湿度计一般放置在距地面114～115cm处，不应靠近门窗、出风口附近或墙角。

2）当库外温度、相对湿度均低于库内或者库外温度略高于库内（<3℃），但绝对湿度和相对湿度都小于库内时，可采取通风处理；通风时应注意卫生，风力不宜太大（不超过5级），以免带进沙尘。

3）当库外温度高于库内（≥3℃），但绝对湿度和相对湿度都小于库内或者库外温度低于库内，而绝对湿度和相对湿度都大于库内时，一般不通风，采用空气调节器进行温湿度调控。

4）当机构中心药房温度高于或低于规定范围，应及时开启空气调节器进行调控。

5）当机构中心药房湿度大于药品保存条件时，应及时开启除湿机或空调除湿功能进行抽湿；湿度过小时，应开启加湿器加湿，或采取地面洒水的方法调节空气湿度。

（3）中心药房采用温湿度监控系统实时监控药房温湿度，保证温湿度处于有利于药物贮存的状态。

1）药物管理员可以通过电脑实时查看药房温湿度，一旦温湿度超出正常范围，应根据具体情况立即采取相应调控措施，使温湿度及时恢复正常。

2）双休日或节假日，当温湿度超出正常范围时，系统会自动以短信形式通知药物管理员，药物管理员获知后应立即赶往现场，根据具体情况采取相应调控措施，使温湿度尽快恢复正常。

3）若温湿度监控系统发生故障，药物管理员应立即联系维修工程师，进行故障排除和系统维修，使系统尽快恢复正常；同时迅速赶往现场，查看现场状况，并采取相应温湿度调控措施，确保药房温湿度处于正常状态。

（4）药物管理员定期清点库存药物，包括试验药物品种、外观、性状、存放位置及养护时间，登记至《试验药物管理数据库》并签名；对于周期较长的试验，应针对特殊气候条件定期检查药物，防霉、防质变。

（5）对于中心药房中1个月内即将到期的药物，药物管理员应在《试验药物管理数据库》上登记标注；到期前1周，药物管理员应将即将到期的药物单独放置于存放到期药物的专门区域。

（6）精、麻、毒药品的管理包括精神药品、麻醉药品及医疗用毒性药品的管理。

1）机构中心药房设置专用保险柜存放精、麻、毒药品，其储存条件应满足精、麻、毒药品储存要求。

2）精、麻、毒药品实行双人验收、双人双锁保管制度，且专账记录。

3. 试验用药物的分发

（1）药物管理员依照研究者开具的处方或医嘱，将药物发放给受试者或研究护士。

（2）药物管理员发放试验用药物时，应仔细核对受试者基本信息包括随机号、受试者姓名拼音缩写，发放记录包括访视点、发放日期、药物名称、数量、规格、批号、有效期、包装完整性等，将相关内容登记至《临床试验用药物发放、回收记录表》，并签名。

（3）药物管理员应严格按照处方或医嘱将试验用药物发放给受试者，不得转交或转卖，不得用于其他试验，更不得给非受试者使用，发放试验用药物不得向受试者收取任何费用。

4. 剩余药物的回收及返还

（1）研究护士及时回收剩余试验用药物、空包装及未使用药物，仔细核对数量并将相关回收信息包括回收日期、应回收数量、实回收数量等内容登记至《临床试验用药物发放、回收记录表》，并签名。

（2）研究护士将回收的剩余试验用药物、空包装及未使用药物及时返还至中心药房，与药物管理员进行交接。

（3）药物管理员清点剩余药物、空包装及未使用药物数量，确认与《临床试验用药物发放、回收记录表》的内容一致；核对剩余药量及已使用药量与该病例试验用药物总量相符；清点需回收的相关物资及应急信封数量。

（4）交接完毕后，研究护士与机构药物管理员在《临床试验用药物、应急/随机信封及相关物资回收入库记录表》上签名。

5. 剩余药物的退回

（1）药物管理员与监查员核对剩余药物名称、批号、药物编号、回收数量、未分发数量、退回数量、随机信封编号及剩余物资等内容，登记至《临床试验用药物、应急/随机信封及相关物资退回记录表》，签名并注明日期。

（2）药物管理员/监查员将剩余药物退回申办者。

（3）机构质量管理人员对药物退回过程进行监督，在退回记录表上签名并注明日期。

（4）申办者接收退回的剩余药物，负责将剩余药物运回并销毁，再将申办者盖章的药物销毁记录复印件递送至机构办公室。

（5）机构档案管理员将药物销毁记录复印件存档。

6. 监查、稽查与视察 中心药房接受机构质量管理人员的质量检查、申办者/CRO派遣的监查员或稽查员的监查与稽查及药品监督管理部门的稽查与视察。

7. 库房管理

（1）库房应保持环境整洁、门窗密闭，并具有足够的空间、符合安全要求的照明设施及良好的贮存条件。

（2）库房必须认真执行防护措施，符合防火、防盗、防霉、防潮、防光、防尘、防虫、防高温、防污染等要求；配备防湿和灭火装置；严禁放置易燃易爆品，禁止吸烟。

（3）药物管理员定期检查所有的设备设施，并按规定进行维护及养护。

五、附件

无。

六、参考文献

国家食品药品监督管理局. 2003. 药物临床试验质量管理规范

田少雷，邵庆翔. 2012. 药物临床试验与 GCP 实用指南. 2 版. 北京：北京大学医学出版社

夏培元，修清玉，马金昌. 2009. 药物临床试验实施与质量管理. 北京：人民军医出版社

七、修订记录

版本号	修订日期	修订原因/内容	起草者	审核者	生效日期	修订后版本号

模板 3.10

××机构文件		文件编码	
起草者（注：*初订文件*）或 修订者（注：*修订文件*）		版本号/版本日期	
审核者		批准日期	
批准者		颁布日期	

不良事件和严重不良事件处理 SOP

一、目的

为保证药物临床试验过程中不良事件和严重不良事件处理及时规范，特制订本规程。

二、范围

本 SOP 适用于临床试验机构办公室、各专业科室。

三、流程图

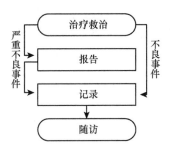

四、标准操作规程

1. 不良事件的处理

（1）治疗：根据发生的不良事件的性质、程度，研究者应及时予以处理，初步判断与试验药物之间的因果关系、相关性及损害程度，包括决定是否需要中止临床试验。

（2）记录：研究者应填写不良事件记录表，记录不良事件及所有相关症状的描述、发生时间、终止时间、程度及发作频度、因不良事件所做的检查、是否需要治疗（如需要，记录所给予的治疗）、不良事件的最终结果、是否与应用试验药物有关（研究者应将所有不良事件进行药物相关性分析，判断不良事件是否与试验药物有关）等，保证记录真实、准确、完整、及时、合法，签名并注明日期。

（3）随访：所有不良事件都应追踪调查，直到妥善解决或病情稳定，追踪随访方式可以根据不良事件轻重程度选择住院、门诊、家访、电话等方式。

2. 重要的不良事件

（1）当受试者出现的不良事件其性质、程度、发生频度较为严重，或者需要采取医疗干预，或者在目前的研究者手册或研究方案中没有提到其性质、严重程度和频度与试验药物的关系等情况，研究者应予以高度重视，尽快采取处理包括治疗、中止试验等措施，并通过上述报告途径向申办者报告，协助申办者一起研究有关信息，包括病史、既往治疗史、疾病状况、合并用药及变化、使用试验药物的剂量和有无过量应用等。

（2）如明确不良事件为非预期药物不良反应，应协助申办者写出安全性报告交至药品监督管理部门和伦理委员会，并通报所有参加同一药物试验（包括不同试验方案）的研究者，必要时应修改研究者手册，使其包括新的不良反应或已知不良反应的频度和严重程度的变化，经伦理委员会审核后，通知所有受试者重新签署知情同意书。

3. 严重不良事件的处理

（1）救治：研究者、主要研究者或急诊情况的接诊医生为第一责任人，根据发生的具体情况决定是否需要救治，如果情况紧急，则按专业科室药物试验急救预案，立即采取必要处理措施。对于科室不能独立处理的严重不良事件，由机构办公室负责请示防范和处理受试者损害协调组（一般由医院院领导和行政职能科室负责人组成）与技术指导组（一般由分管医疗工作的副院长、医务处及各专业科室负责人组成），指派相关人员会诊及协助救治；情况紧急时，由医护人员急送至 ICU 救治。

（2）紧急破盲：研究者判断严重不良事件与试验药物有关，且需要必须立即查明所用药物的种类以便采取相应的治疗措施时，由主要研究者决定是否紧急破盲。按照破盲的流程，主要研究者从应急信封保存人员处领取并拆封随药物下发的应急信件（注：应急信件的管理可依各机构相关管理制度制定），查明所服药物的种类，及时进行抢救，并在原始病历中述明理由、签名并注明日期。受试者即时中止试验，并作为脱落病例处理，将处理结果通知临床试验监查员，同时在研究病历、CRF 中详细记录紧急破盲的理由、日期并签字。

（3）报告：一旦发生严重不良事件，研究者应立即向主要研究者报告，初步判断与试验药物之间的因果关系、相关性及损害程度，并迅速通知机构办公室。如在节假日或夜间，当班医护人员应立即通知医院医疗行政总值班工作人员，由总值班人员通知主要研究者和机构办公室负责人。主要研究者应当在 24 小时内向机构办公室、伦理委员会、申办者、省级食品药品监督管理局和国家食品药品监督管理总局、卫生行政部门报告。

（4）记录：研究者应在原始病历和 CRF 中记录受试者的症状、体征、实验室检查，损害出现的时间、持续时间、程度、与试验药物的相关性、处理措施和经过等。记录应按 GCP 要求，做到真实、准确、完整、及时、合法，并妥善保管受试者病历资料和 CRF。同时在 24 小时内填写严重不良事件报告表，签名、注明日期，并由机构办公室以最快的通讯方式（包括电话、传真、特快专递、电子邮件等）向伦理委员会、申办者、省级食品药品监督管理局和国家食品药品监督管理总局及卫生行政部门报告。

（5）随访：研究者应对所有受试者损害进行随访，根据病情决定随访时间，在随访过程中给予必要的处理和治疗措施，直到得到妥善解决或病情稳定。若化验异常应追踪至恢复正常，以确保将受试者损害降至最低，充分保证受试者安全，并详细记录随访经过和处理结果。

五、附件

无。

六、参考文献

国家食品药品监督管理局. 2003. 药物临床试验质量管理规范
国家食品药品监督管理局. 2007. 药品注册管理办法
国家食品药品监督管理局. 2010. 药物临床试验伦理审查工作指导原则
国家卫生和计划生育委员会. 2016. 涉及人的生物医学研究伦理审查办法
田少雷，邵庆翔. 2012. 药物临床试验与 GCP 实用指南. 2 版. 北京：北京大学医学出版社
夏培元，修清玉，马金昌. 2009. 药物临床试验实施与质量管理. 北京：人民军医出版社

七、修订记录

版本号	修订日期	修订原因/内容	起草者	审核者	生效日期	修订后版本号

模板 3.11

××机构文件		文件编码	
起草者（注：初订文件）或 修订者（注：修订文件）		版本号/版本日期	
审核者		批准日期	
批准者		颁布日期	

严重不良事件报告 SOP

一、目的

为保证临床试验中严重不良事件的报告流程规范及时，特制订本规程。

二、范围

本 SOP 适用于临床试验机构办公室、各专业科室。

三、流程图

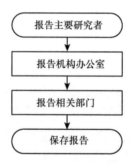

四、标准操作规程

1. 观察疗效、症状及相关情况　在观察试验药物疗效的同时，研究者密切观察试验期间受试者出现的且影响受试者健康的任何症状，综合征/疾病的发展或恶化，实验室或其他诊断过程中发现的与临床相关的情况。

2. 报告主要研究者　一旦发生严重不良事件，研究者应迅速报告主要研究者，评价损害与试验药物的相关性及严重程度，并根据发生的情况确定是否需要采取干预措施。

3. 报告机构办公室　研究者迅速将严重不良事件报告机构办公室。

4. 记录严重不良事件　研究者立即填写严重不良事件报告表，主要包括报告类型、报告时间、试验用药品名称、受试者基本情况、SAE 与试验药的关系、发生及处理的详细情况等内容，签名注明日期，并递交至机构办公室；同时在原始记录中记录报告时间、报告方式（电话、传真、书面）等。

5. 报告相关部门　机构办公室在获知严重不良事件 24 小时内向伦理委员会、申办者、省级食品药品监督管理局和国家食品药品监督管理总局安监处（司）、卫生行政部门报告；

紧急情况，包括严重、特别是致死的严重不良事件，应以最快的通讯方式（包括电话、传真、特快专递、电子邮件等）报告上述部门。

6. 保存报告　机构办公室秘书将严重不良事件的报告打印/复印，与伦理委员会办公室分别存档。

上述报告程序归纳为《严重不良事件报告流程》（附件：严重不良事件报告流程）。

五、附件

严重不良事件报告流程。

六、参考文献

国家食品药品监督管理局. 2003. 药物临床试验质量管理规范

国家食品药品监督管理局. 2007. 药品注册管理办法

国家食品药品监督管理局. 2010. 药物临床试验伦理审查工作指导原则

国家卫生和计划生育委员会. 2016. 涉及人的生物医学研究伦理审查办法

田少雷，邵庆翔. 2012. 药物临床试验与 GCP 实用指南. 2 版. 北京：北京大学医学出版社

夏培元，修清玉，马金昌. 2009. 药物临床试验实施与质量管理. 北京：人民军医出版社

七、修订记录

版本号	修订日期	修订原因/内容	起草者	审核者	生效日期	修订后版本号

附件

严重不良事件报告流程

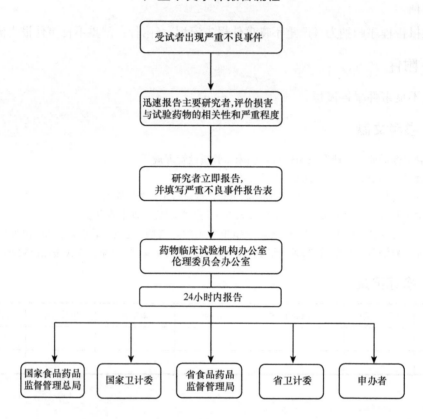

模板 3.12

××机构文件		文件编码	
起草者（注：*初订文件*）或 修订者（注：*修订文件*）		版本号/版本日期	
审核者		批准日期	
批准者		颁布日期	

紧急破盲 SOP

一、目的

为保证临床试验中受试者发生的不良事件或严重不良事件得到及时处理，保证临床试验顺利进行，特制订本规程。

二、范围

本 SOP 适用于临床试验机构办公室、各专业科室。

三、流程图

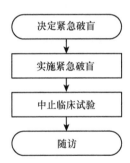

四、标准操作规程

1. 决定紧急破盲

（1）临床试验过程中，一旦发生重要的不良事件和（或）严重不良事件，主要研究者/研究者判断严重不良事件与试验药物有关，需要采取相应的治疗措施，并立即明确受试者所服药物的种类时，为保证受试者安全，可以提出紧急破盲要求。

（2）主要研究者立即通知申办者/CRO 及机构办公室。

（3）主要研究者与申办者/CRO 共同协商沟通，综合考虑试验药物的预期风险、受试者安全与权益等因素，决定是否进行紧急破盲。

2. 实施紧急破盲

（1）主要研究者从应急信封保存人员处领取并拆封随试验药物下发的应急信件（注：应急信件的管理可依各机构相关管理制度制定），查明所服药物的种类、剂量等，及时采取相应措施进行抢救。

（2）主要研究者在原始病历中详细阐述紧急破盲理由，签名并注明日期。

3. 中止临床试验

（1）紧急破盲后，受试者即刻中止试验，并作为脱落病例处理。

（2）主要研究者及时将破盲及处理结果告知申办者/CRO，并向本中心机构办公室及伦理委员会报告。同时在研究病历、CRF中详细记录中止试验的理由、日期并签名确认。

4. 随访　研究者应继续追踪随访，直至受试者病情或检测指标正常/稳定。

五、附件

无。

六、参考文献

国家食品药品监督管理局. 2003. 药物临床试验质量管理规范

田少雷，邵庆翔. 2012. 药物临床试验与GCP实用指南. 2版. 北京：北京大学医学出版社

夏培元，修清玉，马金昌. 2009. 药物临床试验实施与质量管理. 北京：人民军医出版社

七、修订记录

版本号	修订日期	修订原因/内容	起草者	审核者	生效日期	修订后版本号

模板 3.13

××机构文件		文件编码	
起草者（注：*初订文件*）或 修订者（注：*修订文件*）		版本号/版本日期	
审核者		批准日期	
批准者		颁布日期	

实验室检测及质量控制 SOP

一、目的

为保证实验室检测及质量可控，特制订本规程。

二、范围

本 SOP 适用于临床试验机构办公室、各实验室。

三、流程图

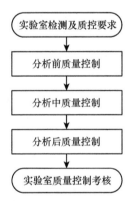

四、标准操作规程

1. 实验室检测及质控要求

（1）实验室建立检测实验指标的标准操作规程和质量控制程序，优化检测条件。

（2）采用合格的实验仪器和试剂，应用现行的《临床检验操作规程》推荐的各种检验方法。

（3）规定实验室检查的项目、测定的次数和观测时点。

2. 实验室的质量控制内容　实行全程实验室质量控制即分析前、分析中和分析后三部分的质量控制。

3. 分析前质量控制

（1）人员的资格：所有检验人员均具有中专以上学历，经过专业培训，熟练掌握本实验室有关的标准操作规程，了解仪器的原理、基本结构，各项测定参数的意义和影响因素。掌握仪器的使用、日常维护和室内质量控制等内容，定期参加各级中心组织的质控培训班，具备严格的科学作风和工作态度，能及时、准确和清楚地做实验观察记录。

（2）实验室的设置及环境：按照设备和实验要求进行设置。实验区与普通工作区应当严格分开，实验区不得放置与实验无关的物品。实验室布局合理、清洁整齐，有与本实验室开展的检验项目相适应的仪器和设备。对实验室的温度、湿度、噪声有相应的控制措施。

（3）仪器设备的运行与管理：建立仪器设备的档案，做到账、卡、物相符。仪器相关档案包括大型仪器的使用说明书、仪器维护说明书、仪器操作的标准操作规程及使用和维护记录。仪器设备应当指定专人负责保管，定期检查、清洗、维护、测试和校准。仪器设备的基本维护、保养工作能够在本实验室完成。对仪器设备进行检查、维修、测试、校准及故障处理，应当有详细记录。制订仪器使用的标准操作规程，并摆放在方便查阅和使用的地方。计量仪器管理按国家有关部门规定执行。由计量部门定期对仪器进行检定，保存检定合格证，并将检定合格标记粘贴于相应仪器上，在仪器使用前、重大维修后或厂商规定的周期内进行校准，对于有两台或两台以上的同类仪器应进行相同项目的比对。

（4）检测方法的选择：应选择《临床检验操作规程》（第3版）推荐的各种检验方法，以保证测定结果的准确性，如测定方法或试剂的改变而造成的参考值发生变动时，应向临床相关科室说明。

（5）试剂的管理：实验室试剂的购买、保管应当有专人负责，使用应有记录。实验室的试剂和溶液等均应贴有标签，标明品名、浓度、贮存条件、配置日期及有效期等。试剂为市售商品时，可用其标签或其他标示内容代替有关实验测定。剧毒试剂必须由实验室主任和科室库房管理人员负责保存，使用时应有两人在场，并做好登记。易燃、易爆试剂应分开存放，远离火源和电源。

（6）标本的准备：按检测要求采集和分离标本。对于不符合要求的标本应通知相关科室重新采集，为防止交叉污染，保证工作人员的安全及有利于标本保存，应采用真空采血管。

4. 分析中质量控制

（1）建立项目标准操作规程：制订相应的标准操作规程，如仪器设备 SOP、检验项目 SOP，其内容应明确、详细，以文件的方式存在，并进行修订和完善，由实验室主任审核批准。SOP 应存放于各有关实验室场所，方便工作人员使用。标准操作规程应包括以下内容：实验技术的名称、实验技术的目的、方法原理、标本要求、药品和试剂、仪器设备与材料、操作步骤、方法学特性、注意事项、临床意义、参考资料。

（2）室内质控：应用商品化的质控品，用于临床检验室内质量控制，各专业有专人负责，设立本专业质量控制规则。质控品与标本应同时测量，保证每检测批次至少有一次室内质控结果。若质控结果不合格应及时查找原因，重新测定，室内质控在控方可进行样本检测，力求测定结果的可靠性。

5. 分析后质量控制　审核后报告实验结果。检验结果正确、报告规范、及时，并具有可溯源性。签字或盖章后方能发出报告。检查记录有专人负责登记、保管，且查阅方便。每月应对室内质控的数据进行分析并打印，专业主管和科主任签名后存档。在开展室内质控的同时，积极参加卫计委和省临检中心的室间质评，在测定结果后不得进行实验室间数据交流，并将回报结果和成绩证书至少保存2年。对于医护人员及患者的投诉应进行调查、解释和处理，并有相应记录。对有毒、有害物品的保存及其废弃物的处理应当严格按国家有关规定执行。

6. 实验室质量控制考核　　包括实验室室内质量控制和实验室室间质量控制。实验室质控证明文件，包括分析前、分析中、分析后等过程所涉及的文件及记录。实验室的正常值范围每年更新一次。如果更换仪器或试剂等因素可能影响正常值范围，应及时更新。

五、附件

无。

六、参考文献

国家食品药品监督管理局. 2003. 药物临床试验质量管理规范
田少雷，邵庆翔. 2012. 药物临床试验与 GCP 实用指南. 2 版. 北京：北京大学医学出版社
许斌. 2013. 医院检验科建设管理规范. 2 版. 南京：东南大学出版社
中华人民共和国卫生部医政司. 2006. 全国临床检验操作规程. 3 版
ICH E6. 2016. Guideline for Good Clinical Practice

七、修订记录

版本号	修订日期	修订原因/内容	起草者	审核者	生效日期	修订后版本号

模板 **3.14**

××机构文件		文件编码	
起草者（注：初订文件）或 修订者（注：修订文件）		版本号/版本日期	
审核者		批准日期	
批准者		颁布日期	

<h1 style="text-align:center">受试者招募与筛选 SOP</h1>

一、目的

为保证临床试验中受试者招募和筛选规范有序，特制订本规程。

二、范围

本 SOP 适用于临床试验机构办公室、各专业科室。

三、流程图

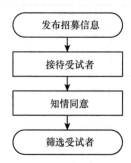

四、标准操作规程

1. 发布招募信息

（1）确定招募方式

1）临床医疗过程中直接招募：直接从符合纳入标准的就诊患者中选择受试者。医生/研究者应该尊重患者的意愿，询问患者是否愿意参加临床试验。

2）公开招募：一般以公开、书面方式邀请受试者参加临床试验，如广告、海报、传单等，而不是以个人鼓动的方式招募，将强迫或不正当影响的可能性降到最小。

3）邮件招募：邮件应由主要研究者签名，介绍试验目的、邀请其参加试验的原因、试验由谁执行，以及如果愿意获得更多信息如何与研究者联系。应由受试者首先与研究者联系，或在邮件中要求受试者同意研究者直接与其联系。

（2）明确招募材料内容：招募材料必须经伦理委员会审核同意。招募材料的内容应该限于预期受试者确定其适合性及参加试验所必须了解的信息，如试验机构名称、隶属关系和地址，试验目的和（或）试验有关情况，简要的试验纳入标准与排除标准，简要描述参加试验的可能受益与风险，占用受试者的时间和其他事项，获取更多信息的联系人员或办公室及联系方式。招募材料不可夸大研究的潜在受益，低估研究的预期风险，或让受试者感到对研究负有义务。

（3）发布招募广告：为保护受试者隐私，招募广告（海报、传单等）应摆放于门诊/病房大厅等医院公共场所，不可摆放于诊室门口。

2. 接待受试者　利用专线电话或受试者接待室对潜在受试者进行疑问解答。尊重受试者隐私，保证受试者自愿参加临床试验，避免强迫和不正当诱惑。

3. 知情同意　研究者应熟悉临床试验方案，尤其是纳入标准和排除标准，并有责任保证筛选受试者没有倾向性。对符合纳入标准的受试者，研究者应充分告知其试验目的、试验的过程与期限、检查操作、受试者预期可能的受益和风险、可能被分配到试验的不同组别等。研究者经充分、详细解释试验情况后，在受试者自愿参加的情况下，获得受试者书面知情同意书。

4. 筛选受试者　研究者和受试者双方签署知情同意书后，受试者接受理化项目等筛选检查，符合试验方案纳入标准者，随机入组；不符合试验方案纳入标准而符合排除标准者，不纳入试验，给予就医指导。

五、附件

无。

六、参考文献

国家食品药品监督管理局. 2003. 药物临床试验质量管理规范

国家食品药品监督管理局. 2007. 药品注册管理办法

国家食品药品监督管理局. 2010. 药物临床试验伦理审查工作指导原则

国家卫生和计划生育委员会. 2016. 涉及人的生物医学研究伦理审查办法

牟钰洁，韩梅，王丽琼. 2013. 中医药临床试验受试者招募过程中的策略制定. 评价思路与方法　30（5）：261-264

田少雷，邵庆翔. 2012. 药物临床试验与 GCP 实用指南. 2 版. 北京：北京大学医学出版社

夏培元，修清玉，马金昌. 2009. 药物临床试验实施与质量管理. 北京：人民军医出版社

七、修订记录

版本号	修订日期	修订原因/内容	起草者	审核者	生效日期	修订后版本号

模板 **3.15**

××机构文件		文件编码	
起草者（注：*初订文件*）或 修订者（注：*修订文件*）		版本号/版本日期	
审核者		批准日期	
批准者		颁布日期	

受试者知情同意 SOP

一、目的

为保证临床试验受试者知情同意规范，符合药物临床试验伦理原则要求，特制订本规程。

二、范围

本 SOP 适用于临床试验机构办公室、各专业科室。

三、流程图

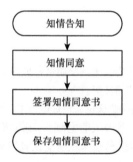

四、标准操作规程

1. 知情告知

（1）临床试验启动前确保该试验方案、知情同意书及其附属文件获得伦理委员会审核与批准。

（2）研究者经过培训，充分了解该试验方案、知情同意书及其附属文件所有内容。

（3）知情同意应符合完全告知、充分理解、自主选择的原则。研究者将待筛选的受试者请到受试者接待室，向受试者说明如下与临床试验有关的详细情况。

1）受试者参加试验应是自愿的，有权在试验的任何阶段随时退出试验而不会遭到歧视或报复，其医疗待遇与权益不会受到影响。

2）参加试验及在试验中的个人资料及相关记录均属保密。必要时，药品监督管理部门、伦理委员会或申办者/CRO，按规定可以查阅参加试验的受试者资料。

3）受试者参与该试验的目的、试验的过程与期限、检查操作、受试者预期可能的受益和风险或不适、受试者可能被分配到试验的不同组别。

4）必须给受试者充分的时间以便考虑是否愿意参加试验、询问试验的细节及任何问题，对无能力表达同意的受试者，应向其法定代理人提供上述介绍与说明。

5）试验期间，受试者可随时了解与其有关的信息资料。

6）应说明如发生与试验相关的损害时，受试者可以获得及时有效的治疗和相应的补偿，并且说明治疗或补偿的具体内容或获得上述信息的方式。

（4）知情同意过程应采用受试者或法定代理人能理解的语言和文字，表述应通俗易懂，适合该受试者群体阅读和理解的水平。

2. 知情同意 当受试者充分了解与临床试验有关的详细情况后，自愿参加临床试验。

3. 签署知情同意书

（1）自愿参加的受试者或其法定代理人在知情同意书上签字、注明日期和联系方式，执行知情同意过程的研究者在知情同意书上签名、注明日期和联系方式（以便受试者随时沟通）。

（2）对无行为能力的受试者，如果伦理委员会原则上同意、研究者认为受试者参加试验符合其本身利益时，也可以进入试验，同时必须获得其法定监护人同意并签名、注明日期和联系方式。

（3）儿童作为受试者，必须征得其法定监护人的知情同意并签名、注明日期和联系方式，当儿童能做出同意参加研究的决定时，还必须征得其本人同意。

（4）在紧急情况下，无法获得本人及其合法代表人的知情同意书，如缺乏已被证实有效的治疗方法，而试验药物有望挽救生命、恢复健康或减轻病痛，可考虑作为受试者，但需要在试验方案、知情同意书和有关文件中清楚说明接受这些受试者的原因，并事先取得伦理委员会同意。

（5）受试者本人无阅读能力时，应指定有阅读能力的法定代理人与其同时参与整个知情过程，并应有一名与该项临床试验无关的见证人在场，受试者口头同意后在本人签名处按指纹，并由其法定代理人和见证人签名和注明日期，见证人身份证复印件应粘贴在知情同意书背面。

4. 保存知情同意书 正式签署的知情同意书应一式二份，第一联由研究者保留（作为试验资料存档），第二联（副本）由受试者或其法定监护人/法定代理人保留。

5. 告知并获得修改的知情同意书

（1）如发现涉及试验药物的重要新资料，或临床试验过程中对试验方案的任何修改，则必须将知情同意书作书面修改，并提交伦理委员会审查批准。

（2）向受试者充分告知、再次获得受试者或法定监护人/法定代理人同意，并签名、注明日期和联系方式。

五、附件

无。

六、参考文献

国家食品药品监督管理局. 2003. 药物临床试验质量管理规范

国家食品药品监督管理局. 2010. 药物临床试验伦理审查工作指导原则

国家卫生和计划生育委员会. 2016. 涉及人的生物医学研究伦理审查办法

田少雷，邵庆翔. 2012. 药物临床试验与 GCP 实用指南. 2 版. 北京：北京大学医学出版社

夏培元，修清玉，马金昌. 2009. 药物临床试验实施与质量管理. 北京：人民军医出版社

七、修订记录

版本号	修订日期	修订原因/内容	起草者	审核者	生效日期	修订后版本号

模板 3.16

××机构文件		文件编码	
起草者（注：初订文件）或 修订者（注：修订文件）		版本号/版本日期	
审核者		批准日期	
批准者		颁布日期	

中止临床试验 SOP

一、目的

为保证临床试验实施顺利开展，特制订本规程，以从程序上保证中止临床试验的工作规范有序。

二、范围

本 SOP 适用于临床试验机构办公室、各专业科室。

三、流程图

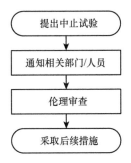

四、标准操作规程

1. 申办者提出中止试验的规程

（1）提出中止试验：当出现下列情况之一时，申办者须中止全部研究中心或某一研究中心的临床试验。

1）本中心或其他中心发生较多与试验相关的严重不良事件，对受试者生命安全造成严重威胁。

2）较长时间内无受试者入组或入组数量很少。

3）研究者严重违反 GCP 及相关法律法规。

4）研究者严重违背方案，经申办者指出后仍坚持不改。

5）有证据证明试验用药物无效。

6）试验用药物出现质量问题。

7）临床试验方案设计或实施过程中发生严重偏差，难以评价药物效应。

8）由于经费、行政变更等因素需中止试验。

9）双盲试验的全部盲底泄密，或者应急信件拆阅率超过 20%。

（2）通知相关部门/人员

1）申办者提出中止临床试验，并及时通知主要研究者、机构办公室及伦理委员会，上报药品监督管理部门，阐明中止试验的理由，递交计划中止的书面通知。

2）研究者获知后及时通知参与该研究的受试者。

（3）伦理审查：主要研究者递交《暂停/终止研究报告》，伦理委员会组织会议审查。

（4）采取后续措施

1）临床试验中止后，研究者应在研究病历及 CRF 中详细记录试验中止的原因，并按申办者要求完成终止访视所规定的检查与评估。

2）若申办者仅中止本中心临床试验，须同时告知其他各中心的主要研究者及伦理委员会。

2. 研究者提出中止试验的规程

（1）提出中止试验：当出现下列情况之一时，研究者须中止本中心的临床试验。

1）本中心发生较多与试验相关的严重不良事件，对受试者生命安全造成严重威胁。

2）试验用药物出现质量问题。

（2）通知相关部门/人员：研究者提出中止临床试验，立即通知申办者、受试者、机构办公室及伦理委员会，上报药品监督管理部门，并阐明中止试验的理由。

（3）伦理审查：主要研究者递交《暂停/终止研究报告》，伦理委员会组织会议审查。

（4）采取后续措施

1）临床试验中止后，研究者应在研究病历及 CRF 中详细记录试验中止的原因，并按申办者要求完成终止访视所规定的检查与评估。

2）申办者负责告知其他各中心的主要研究者及伦理委员会。

3. 伦理委员会提出中止试验的规程

（1）提出中止试验：当出现下列情况之一时，伦理委员会须中止本中心的临床试验。

1）本中心发生较多与试验相关的严重不良事件，对受试者生命安全造成严重威胁。

2）研究者多次严重违背方案，经申办者/伦理委员会指出后仍坚持不改。

3）研究者屡次在受试者未签署知情同意书的情况下即开展临床试验，经申办者/伦理委员会提醒后仍坚持不改。

（2）通知相关部门/人员

1）伦理委员会提出中止临床试验，立即通知申办者、主要研究者及机构办公室，阐明中止试验的理由，并提供中止试验的详细书面说明。

2）研究者获知后及时通知参与该研究的受试者。

（3）伦理审查：主要研究者递交《暂停/终止研究报告》，伦理委员会进行会议审查。

（4）采取后续措施

1）临床试验中止后，研究者应在研究病历及 CRF 中详细记录试验中止的原因，并按申办者要求完成终止访视所规定的检查与评估。

2）申办者负责告知其他各中心的主要研究者及伦理委员会。

4. CFDA 提出中止试验的规程

（1）提出中止试验：当出现下列情况之一时，CFDA 须中止全部研究中心或某一研究中心的临床试验。

1）伦理委员会未履行职责。

2）研究中心不能有效保证受试者安全。

3）研究者在临床试验中弄虚作假，如伪造原始病历、辅助检查报告、原始图谱、知情同意书签名、篡改临床试验数据等。

4）其他违反 GCP 的情况。

（2）通知相关部门/人员

1）CFDA 提出中止试验，立即通知申办者，并告知中止该临床试验的理由。

2）申办者获知后及时通知被中止中心的主要研究者、机构办公室及伦理委员会。

3）研究者获知后及时通知参与该研究的受试者。

（3）伦理审查：主要研究者递交《暂停/终止研究报告》，伦理委员会组织会议审查。

（4）采取后续措施：临床试验中止后，研究者应在研究病历及 CRF 中详细记录试验中止的原因，并按申办者要求完成终止访视所规定的检查与评估。

五、附件

无。

六、参考文献

国家食品药品监督管理局. 2003. 药物临床试验质量管理规范

国家食品药品监督管理局. 2007. 药品注册管理办法

国家食品药品监督管理局. 2010. 药物临床试验伦理审查工作指导原则

国家卫生和计划生育委员会. 2016. 涉及人的生物医学研究伦理审查办法

田少雷，邵庆翔. 2012. 药物临床试验与 GCP 实用指南. 2 版. 北京：北京大学医学出版社

夏培元，修清玉，马金昌. 2009. 药物临床试验实施与质量管理. 北京：人民军医出版社

熊宁宁. 2014. 伦理委员会制度与操作规程. 北京：科学出版社

七、修订记录

版本号	修订日期	修订原因/内容	起草者	审核者	生效日期	修订后版本号

模板 3.17

××机构文件		文件编码	
起草者（注：初订文件）或 修订者（注：修订文件）		版本号/版本日期	
审核者		批准日期	
批准者		颁布日期	

试验数据记录 SOP

一、目的

为保证临床试验数据记录及时、完整、准确、真实、合法，特制订本规程。

二、范围

本 SOP 适用于临床试验机构办公室、临床试验质量管理部门、各专业科室及机构药库。

三、流程图

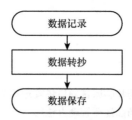

四、标准操作规程

1. 数据记录的范围　试验数据应包括原始病历/研究病历和 CRF、已签名的知情同意书、执行临床试验要求的各种检查和步骤（实验室样本、X 线检查、心电图等）的检查日期和结果、受试者日记卡及评估表、试验用药物记录、任何不良事件和研究过程中的问题的记录、严重不良事件的报告记录、数据质疑表等涉及临床试验的所有数据。

2. 数据记录

（1）试验数据记录的原始性，即第一次发生时的记录，由完成人记录、签名并注明日期。

（2）每份原始资料上应有对应受试者的信息，并由完成记录人员签名、注明日期。

（3）试验中的任何观察、检查结果均应及时、准确、完整、规范、真实地记录于原始病历/研究病历；正常范围内的各种实验室数据也应具体记录，对显著偏离或在临床可接受范围以外的数据须加以核实，检测项目必须注明所采用的计量单位。

（4）试验数据以电子数据形式出现时，应及时打印并由完成人签名。

（5）所有文字数据资料一律用蓝黑或黑色钢笔、签字笔书写，字迹应清楚端正。

3. 数据转抄　原始病历/研究病历中的数据和各种实验室数据均应正确转抄至 CRF，

CRF 中的数据应与原始文件一致。为保护受试者隐私，CRF 上不应出现受试者的姓名。

4. 数据保存　试验数据应按照 GCP 的要求完整保存至临床试验终止后至少五年或按照相关约定延长保存时间。

5. 数据修改的要求　试验记录不得随意删除、更改或增减数据，更正错误时，不能用涂改液，不能将原记录全部涂黑，应在填写错误正中处划一删除线，填写修改结果，研究者在写错处右上角签名（姓名拼音首字母大写）并注明修改日期，必要时说明理由。

五、附件

无。

六、参考文献

丁倩，曹彩. 2012. 我国药物临床试验信息化建设初探. 中国新药杂志，1（7）：722-727.

国家食品药品监督管理局. 2003. 药物临床试验质量管理规范

国家食品药品监督管理局. 2010. 药物临床试验伦理审查工作指导原则

田少雷，邵庆翔. 2012. 药物临床试验与 GCP 实用指南. 2 版. 北京：北京大学医学出版社

夏培元，修清玉，马金昌. 2009. 药物临床试验实施与质量管理. 北京：人民军医出版社

七、修订记录

版本号	修订日期	修订原因/内容	起草者	审核者	生效日期	修订后版本号

模板 3.18

××机构文件		文件编码	
起草者（注：初订文件）或 修订者（注：修订文件）		版本号/版本日期	
审核者		批准日期	
批准者		颁布日期	

试验数据管理 SOP

一、目的

为保证采集的临床试验数据规范管理，特制订本规程。

二、范围

本 SOP 适用于临床试验机构办公室、临床试验质量管理部门、各专业科室。

三、流程图

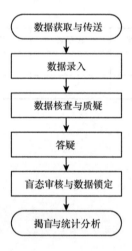

四、标准操作规程

1. 数据获取与传送

（1）研究医师/研究助理/临床研究协调员将研究病历中的原始数据及时、完整、准确、真实地转抄于 CRF 或录入电子 CRF。

（2）监查员定期检查核对 CRF 的记录与原始数据的一致性，及时纠正错误。

（3）申办者/CRO 负责收集已经完成的 CRF，与机构档案管理员办理交接手续后，将 CRF 统计页递送至统计单位。

2. 数据录入　申办者/CRO 采用独立两次录入方式将 CRF 中的数据录入数据库，数据录入完成后，由专人或第二次录入的操作者核对并解决两次输入之间的矛盾，保证数据库中的数据与 CRF 中的数据一致。

3. 数据核查与质疑

（1）CRF 数据录入并完成双录入比对后，数据管理人员利用核查程序对数据库进行随机化、计算、逻辑等方面的核查。

（2）针对核查发现的问题，申办者/CRO 先查阅 CRF，若属录入错误则直接对数据库进行修改；若录入无误，则就此问题向研究医师提出数据质疑并发送数据疑问表，疑问表的基本内容包括问题所在 CRF 的试验药物编号、问题所在位置、问题描述、研究者修改项、签字项及时间等。

4. 答疑

（1）研究医生收到申办者/CRO 发来的数据疑问表后，仔细核查原始病历中的相关疑问数据，认真回答疑问表中的相关问题，并在需更正处注明原因。

（2）研究医生在疑问表上签名并将其反馈至机构办公室和（或）机构质量管理人员审核后返回申办者/CRO。

（3）机构档案管理员将疑问表的复印件存档。

5. 盲态审核与数据锁定

（1）数据疑问解决后，主要研究者、统计分析人员、数据管理员和申办者/CRO 在盲态下对数据库内数据再次进行审核与评价，盲态审核内容主要包括研究日期及访视窗、入选标准、排除标准、脱落相关信息、缺失值、方案的符合情况、不良事件及合并用药等。

（2）在盲态审核期间，主要研究者、统计分析人员、数据管理员和申办者/CRO 对统计分析计划书进行最后修改并确定终稿。

（3）盲态审核结束后，应形成书面的盲态审核报告，记录盲态审核的过程和内容。

（4）数据经盲态审核并认定可靠无误后，数据库锁定，不再更改。

6. 揭盲与统计分析

（1）一级揭盲

1）数据库锁定后进行一级揭盲。申办者和研究负责单位保存盲底人员将试验药物包装完毕后进行封存的一级盲底开封，一级盲底只列出每个受试者所属的处理组别（如 A 组、B 组或 C 组）。

2）申办者将一级盲底交统计分析人员输入计算机，与数据文件连接后，进行统计分析。

3）申办者作揭盲记录，参加揭盲人员签名。

（2）二级揭盲

1）临床试验总结阶段进行二级揭盲，申办者、研究单位研究人员及管理人员、统计分析人员将二级盲底开封，宣布 A、B 组所代表的相应试验组或对照组。

2）申办者作揭盲记录，参加揭盲人员签名。

（3）紧急破盲

1）试验过程中，一旦发生严重不良事件，且需立即查明受试者所服药物的种类时，主要研究者或经主要研究者授权的研究医生按研究方案拆阅随药物下发的应急信件。

2）一旦破盲，该受试者即被中止临床试验，并作为脱落病例处理。

3）主要研究者将处理结果通知监查员，并向机构办公室及伦理委员会报告。

4）主要研究者在 CRF 中详细记录破盲理由、日期、时间并签名确认。

（4）统计分析：统计分析人员按照统计分析计划书的内容与要求，利用试验方案中已经确定的专业统计软件（如 SPSS 或 SAS 等），对揭盲后的数据进行统计分析。

五、附件

无。

六、参考文献

国家食品药品监督管理局. 2003. 药物临床试验质量管理规范

田少雷，邵庆翔. 2012. 药物临床试验与 GCP 实用指南. 2 版. 北京：北京大学医学出版社

夏培元，修清玉，马金昌. 2009. 药物临床试验实施与质量管理. 北京：人民军医出版社

七、修订记录

版本号	修订日期	修订原因/内容	起草者	审核者	生效日期	修订后版本号

模板 3.19

××机构文件		文件编码	
起草者（注：初订文件）或 修订者（注：修订文件）		版本号/版本日期	
审核者		批准日期	
批准者		颁布日期	

临床试验结题 SOP

一、目的

为保证临床试验结题有章可循，特制订本规程。

二、范围

本 SOP 适用于临床试验机构办公室、各专业科室、辅助科室。

三、流程图

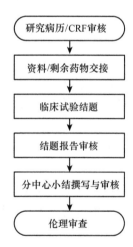

四、标准操作规程

1. 研究病历/CRF 审核

（1）研究者按试验方案规定筛选入组受试者，进行相应随访，实施相应研究，在最后一例受试者随访完成后进行结题。

（2）主要研究者审核研究病历和 CRF，并签字确认。

（3）监查员、机构质量管理人员核对研究病历和 CRF。

2. 资料/剩余药物交接

（1）资料交接

1）科室资料管理员将临床试验项目资料（包括知情同意书、研究病历、CRF 及其他相关文件资料）整理后递交至机构办公室，与机构档案管理员进行交接。

2）机构档案管理员审核知情同意书、研究病历、CRF 等的完整性，并保存上述资料。

3）监查员负责将 CRF 的第一联送至统计单位，并进行数据录入、逻辑核查、盲态审核。

（2）剩余药物交接

1）科室药管员（注：根据机构的药物管理模式确定人员）将剩余试验用药物、回收的空包装及未使用药物核对数量后返还机构药库。

2）药库管理员清点剩余药物、空包装及未使用药物数量，确认与《临床试验用药物发放、回收记录表》的内容一致；监查员核对剩余药量及已使用药量与该病例试验用药物总量是否相符；清点需回收的相关物资及应急信封数量。

3）交接完毕后，科室药管员与药库管理员在《临床试验用药物、应急/随机信封及相关物资回收入库记录表》上签名。

3. 临床试验结题　主要研究者负责填写《临床试验结题报告》（附件：临床试验结题报告），内容主要包括临床试验项目的基本情况、研究情况、安全信息管理情况及试验药物使用情况等，签名并注明日期，并将报告递交至机构办公室。

4. 结题报告审核

（1）科室药管员及药库管理员核对结题报告中试验用药物的使用情况，签名并注明日期。

（2）科室资料管理员与机构档案管理员核对临床试验档案资料（知情同意书、研究病历、CRF 等），签名并注明日期。

（3）机构办公室秘书核对结题报告中的各项内容，签名并注明日期。

（4）机构办公室主任审核结题报告，签名并注明日期。

5. 分中心小结撰写与审核

（1）统计分析完成后，各分中心的主要研究者负责撰写分中心小结，签名并注明日期。分中心小结的内容包括临床试验基本信息、本中心受试者的入选情况、主要数据来源情况、试验期间盲态保持情况、严重不良事件及其他不良事件发生情况及临床试验监查情况等。

（2）主要研究者将分中心小结递交至机构办公室，机构办公室秘书核对分中心小结中的各项内容。

（3）机构办公室主任核查全部试验经费到账情况，审核分中心小结报告与本中心的临床试验结果的一致性，签署意见并盖章。

6. 伦理审查　主要研究者将分中心小结和伦理结题报告递交至伦理委员会，伦理委员会进行结题审查。

五、附件

临床试验结题报告。

六、参考文献

国家食品药品监督管理局. 2003. 药物临床试验质量管理规范

国家卫生和计划生育委员会. 2016. 涉及人的生物医学研究伦理审查办法

田少雷，邵庆翔. 2012. 药物临床试验与 GCP 实用指南. 2 版. 北京：北京大学医学出版社

七、修订记录

版本号	修订日期	修订原因/内容	起草者	审核者	生效日期	修订后版本号

附件

临床试验结题报告

项目名称	
申办者	
CRO	
CFDA 批件号/批准日期	
试验类别	□药物：□Ⅰ期　□Ⅱ期　□Ⅲ期　□Ⅳ期 □其他____

试验药物名称		对照药物名称	
研究科室		主要研究者/项目负责人	
组长单位伦理审查批件号/批准日期		本中心伦理审查批件号/批准日期	

研究情况	试验开始日期：____年____月____日　完成日期：____年____月____日 试验设计总例数：____合同研究例数：____ 筛选例数：____入组例数：____ 脱落例数：____完成例数：____

安全信息管理情况	不良事件	□无　□有____例
		肯定有关____例　可能有关____例　可能无关____例 无关____例　无法判定____例
	严重不良事件	□无　□有____例
		肯定有关____例　可能有关____例　可能无关____例 无关____例　无法判定____例
	重要不良事件	□无　□有____例
		肯定有关____例　可能有关____例　可能无关____例 无关____例　无法判定____例

试验药物使用情况	____药物　接收____片/支　使用____片/支　退回____片/支 ____药物　接收____片/支　使用____片/支　退回____片/支

主要研究者签名/日期		年　　月　　日
相关人员核对签名/日期	药物管理员签名/日期	年　　月　　日
	药库管理员签名/日期	年　　月　　日
	资料管理员签名/日期	年　　月　　日
	档案管理员签名/日期	年　　月　　日
机构办公室审核签名/日期	机构办公室秘书签名/日期	年　　月　　日
	机构办公室主任签名/日期	年　　月　　日

（王慧萍　谢　波　翟紫红　周　人　杨　玥　陈　红　厉伟兰　庄冬云　张　磊　史伟斌）

参 考 文 献

蔡婷婷，单荣芳. 2014. 药物临床试验质量控制中发现的问题及改进措施. 实用药物与临床，17（9）：1210-1213

曹彩，熊宁宁. 2011. 药物临床试验机构的管理. 中国临床药理学杂志，27（12）：992-996

丁倩，曹彩. 2012. 我国药物临床试验信息化建设初探. 中国新药杂质，21（7）：722-727

高荣，李见明. 2012. 我国药物临床试验机构的发展、定位和职责探讨. 中国临床药理学杂志，28（9）：714-717

顾俊，张琴，张志勇. 2010. 传染病专科医院药物临床试验机构管理特点及对策. 中国新药与临床杂志，29（2）：151-154

国家食品药品监督管理局. 2003. 药物临床试验质量管理规范

国家食品药品监督管理局. 2004. 药物临床试验机构资格认定办法（试行）

国家食品药品监督管理局. 2007. 药品注册管理办法

国家食品药品监督管理局. 2010. 药物临床试验伦理审查工作指导原则

国家卫生和计划生育委员会. 2016. 涉及人的生物医学研究伦理审查办法

胡伟，刘丽萍，张茜. 我院药物临床试验机构管理体系的构建. 安徽医药，16（6）：852-854

胡蕙慧，元唯安. 2014. 浅谈药物临床试验档案管理. 解放军医院管理杂志，（2）：199-200

李睿，唐旭东，陆芳. 2013. 药物临床试验机构制定标准操作规程的一些要点. 中国临床药理学杂志，29（8）：633-634

牟钰洁，韩梅，王丽琼. 2013. 中医药临床试验受试者招募过程中的策略制定. 中国药物评价，30（5）：261-264

田少雷，曹彩. 2000. 临床试验研究者的资格和职责. 中国医药导刊，2（4）：54-57

田少雷，邵庆翔. 2012. 药物临床试验与 GCP 实用指南. 2 版. 北京：北京大学医学出版社

王宁，马杰. 2010. 药物临床试验机构办公室秘书工作职责的探讨与体现. 中国医药导刊，12（3）：531

王晓霞，李育民，陈民民. 2011. 明确研究者职责是做好临床试验重要的一环. 中国药物与临床，11（1）：116-117

夏培元，修清玉，马金昌. 2009. 药物临床试验实施与质量管理. 北京：人民军医出版社

熊宁宁. 2014. 伦理委员会制度与操作规程. 北京：科学出版社

许斌. 2013. 医院检验科建设管理规范. 2 版. 南京：东南大学出版社

中华人民共和国卫生部医政司. 2006. 全国临床检验操作规程. 3 版

ICH E6. 2016. Guideline for Good Clinical Practice